临床检验基础技能操作手册

（供医学检验技术专业使用）

主　编　李红岩　徐　倩

副主编　代荣琴　曹婷婷　王翠翠

编　者（按姓氏笔画排序）

丁继生（沧州市中心医院）

王　澎（沧州市人民医院）

王翠翠（沧州医学高等专科学校）

左瑞菊（沧州市人民医院）

代荣琴（沧州医学高等专科学校）

李红岩（沧州医学高等专科学校）

李福坤（沧州市中心医院）

张金彪（河北省沧州中西医结合医院）

张春和（沧州市人民医院）

张靖宇（河北省沧州中西医结合医院）

陈　洋（沧州医学高等专科学校）

范　洪（河北省沧州中西医结合医院）

金　艳（沧州市人民医院）

徐　倩（沧州医学高等专科学校）

曹婷婷（沧州医学高等专科学校）

中国协和医科大学出版社

北　京

图书在版编目（CIP）数据

临床检验基础技能操作手册 / 李红岩，徐倩主编. —北京：中国协和医科大学出版社，2023.12

ISBN 978-7-5679-2251-8

Ⅰ.①临…　Ⅱ.①李…②徐…　Ⅲ.①临床医学－医学检验－高等职业教育－教材　Ⅳ.①R446.1

中国国家版本馆CIP数据核字（2023）第173217号

临床检验基础技能操作手册

主　　编：李红岩　徐　倩
策划编辑：魏亚萌
责任编辑：魏亚萌　陈　卓
封面设计：邱晓俐
责任校对：张　麓
责任印制：张　岱

出版发行：中国协和医科大学出版社
　　　　　（北京市东城区东单三条9号　邮编100730　电话010-65260431）
网　　址：www.pumcp.com
经　　销：新华书店总店北京发行所
印　　刷：小森印刷（北京）有限公司

开　　本：787mm×1092mm　　1/16
印　　张：11.75
字　　数：240千字
版　　次：2023年12月第1版
印　　次：2023年12月第1次印刷
定　　价：65.00元

ISBN 978-7-5679-2251-8

"临床检验基础"是医学检验技术专业必修的核心课程之一。随着基础医学的发展和新技术在医学检验中的应用，医学检验取得了令人瞩目的进展。现在我校使用的教材《临床检验基础》（第5版）于2020年1月出版，配套教材《临床检验技术实验指导》已经出版8年（2015年2月出版），内容略显陈旧，已逐渐不适用于实际教学工作。为满足高职高专实验教学的需要，培养高技能检验专门人才，在沧州医学高等专科学校党委的领导和支持下，我们组织校内多年从事教学的相关人员、具有较高学术造诣和实践经验的行业一线检验专家，编写了这本工作手册式教材。在优化内容的同时，本教材增加了新技术、新方法、学习评价（自我反思及收获、教师评价）、拓展与自测等内容，满足学生课后持续学习、拓展学习的需要。"临床检验基础"慕课包含的大量数字化资源，为本教材的编写打下了基础。

编写团队经过对岗位工作任务与职业能力的分析，梳理知识点，设计血液标本的采集与制备、红细胞检验、白细胞检验、血小板检验、尿液一般检验等10个项目，进一步分解学习任务；针对主要内容配以适合实际操作的技能操作指导、技术方法、疾病相对应的血细胞图谱及练习题，为适应线上、线下教学的需要，融合数字化资源，配有一定数量的富媒体内容。本教材突出以下特点：①创新性，本教材为工作手册式教材，以"做中学"为特征，体现了教学目标需求导向、教学内容任务导向、编写主体双元组合、教学方法学生本位、教材形式活页展示等特点；②实用性，正常血液细胞形态部分增加了血细胞图谱，使学习更直观；③强调生物安全，加入实验室生物安全要求，强调实验室生物安全规范操作；④融入思政元素，强化育人功能和职业道德培养。本教材保证了学生操作有规范指导、学习疾病有病例参考、拓展学习有数字资源配套，便于学生线上、线下学习和交流，拓展学习领域和知识视野。本教材适用于医学检验技术专业的学生。

本教材采用纸数融合形式出版，读者可扫描书中二维码，阅读与教材内容相关联的课程资源。

本教材是经编写团队反复讨论、精心策划、认真编写、相互审阅、集体定稿后完成的，但是难免有疏漏和不妥之处，恳请广大读者和专家批评指正，以期再版时更趋完善。本教材在编写过程中得到了编者所在学校党委和临床专家等的大力支持和悉心指导，在此谨表示诚挚的感谢！

编　者

2023年8月

目 录 *Contents*

项目1　血液标本的采集与制备

学习任务 1-1　血液标本的采集

职业能力 1-1-1　毛细血管采血

▶▶ 学习目标

1. 能进行毛细血管采血。
2. 能区分不同部位采血对检验结果的影响。

实践内容

选择合适的部位，进行毛细血管采血。

实践器材、试剂、标本

1. **实践器材**　一次性消毒采血针、一次性微量吸管、乳胶吸头、医用棉签、2ml移液管、洗耳球、试管、试管架等。
2. **试剂**　生理盐水、30g/L碘酊、75% 乙醇。
3. **标本**　毛细血管血。

图 毛细血管
采血法部分
采血器材与
试剂

实践训练

1. **准备材料**　仔细阅读患者申请单，决定采血量，准备每个试验所需的试管，如取试管1支，加入2ml生理盐水。取一次性微量吸管备用。
2. **选择采血部位**　成人以左手中指或环指指端内侧为宜；1岁以下婴幼儿通常选择跆趾或足跟部两侧采血（图1–1）；特殊情况可选择中指或耳垂。按摩采血部位，使局部组织自然充血。
3. **消毒皮肤**　用75%乙醇棉球擦拭采血部位，充分干燥。
4. **针刺**　操作者用左手拇指和示指固定采血部位，右手持一次性采血针，从指尖腹内侧迅速刺入，然后立即退出采血针。

5. 吸血　首先用消毒干棉球拭去混有组织液的第一滴血,待血液自然流出后,用一次性微量吸管吸血至10μl刻度,然后用无菌干棉球压住伤口止血。

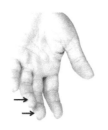 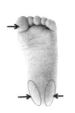

成人推荐采血部位:　　　　婴幼儿采血部位:
左手中指或环指指端内侧　　踇趾或足跟部两侧

图1-1　毛细血管采血法采血部位示例

6. 释放血液　以无菌干棉球擦净微量吸管外部余血后,将吸管插入盛有生理盐水的试管底部,慢慢排出吸管内的血液,并用上清液反复冲洗管内余血2~3次,立即混匀。

质量要求

1. 采血部位　成人以左手环指为宜,1岁以下婴幼儿通常选择手拇指或足趾、足跟部两侧采血。所选择的采血部位皮肤应完整,不能有烧伤、冻疮、发绀、水肿或炎症等。

2. 皮肤消毒　消毒后一定要待乙醇挥发干燥后再采血,否则血液会四处扩散而不成滴。

3. 穿刺　进出针要迅速,针刺深度一般以2~3mm为宜。

4. 血流不畅　如针刺后血流不畅,可以自针刺部位近心端向指尖稍加压力至血液流出。切勿用力挤压,以免造成组织液混入,影响结果的准确性。

5. 采集血液标本的顺序　进行多个检验项目时,采集血液标本的顺序应依次为血小板计数、红细胞计数、血红蛋白测定、白细胞计数及制备血涂片等。

6. 无菌操作　严格按无菌技术操作,防止采血部位感染;做到一人一针一管,避免交叉感染。

实践结果

· 预期结果

熟练、顺利、准确、规范完成毛细血管采血。采血过程中能随时观察患者的感受,加强与患者的沟通,减轻患者的恐惧心理。

·实际结果

·结果分析

学习评价

·自我反思及收获

·教师评价

拓展与自测

1.毛细血管采血的简易流程是什么？

2.如果毛细血管采血过程中，血量未达预期，但不再出血，你该如何处理？

职业能力 1-1-2   静脉采血

▶▶ 学习目标

1.能进行静脉采血。

2.能根据检验目的选用不同颜色的真空采血管进行静脉采血。

实践内容

选择合适的真空采血管进行静脉采血。

实践器材、试剂、标本

1.实践器材

图 静脉采血
器材－双向
采血针

（1）真空采血器：目前有软接式双向采血针系统（头皮静脉双向采血针）和硬接式双向采血针系统（套筒双向采血针）两种，都是一端为穿刺针，另一端为刺塞针。另附不同用途的一次性真空采血管，有的加有不同抗凝剂或其他添加剂，采用不同的头盖颜色标记便于识别。真空采血器符合生物安全要求。

（2）压脉带、垫枕、消毒棉签。

2.试剂　30g/L碘酊，75%乙醇。

3.标本　静脉血。

实践训练

图 静脉采血
器材－真空
采血管

1.准备材料（准备真空采血管）　仔细阅读待检者检验申请单，准备每个检验项目所需的真空采血管（可按头盖颜色区分），并按一定顺序排列。

2.标记试管　在每支试管上贴上标签，标记好患者的姓名及编号（与申请单编号相符）等。

3.清洁双手　采血前操作者应用肥皂或消毒液清洁双手。

4.选择静脉　待检者取坐位，前臂水平伸直置于桌面垫枕上，掌心向上，充分暴露穿刺部位，选择容易固定、明显可见的肘前区静脉。

5.消毒皮肤　先用30g/L碘酊棉签自所选静脉穿刺处从内向外、顺时针方向消毒皮肤，待碘酊挥发后，再用75%乙醇棉签以同样方式脱碘，待干。

图 静脉采血
器材与试剂

6.扎压脉带　在穿刺点上端约6cm处扎紧压脉带（注意勿污染消毒区域），并嘱待检者握紧拳头，使静脉充盈显露。

7.采血

（1）软接式双向采血针系统采血：拔除采血穿刺针的护套，以左手固定待检者前臂，右手拇指和示指持穿刺针，沿静脉走向使针头与皮肤成30°，快速刺入皮肤，然后成5°向前刺破静脉壁而进入静脉腔。见回血后将刺塞针端（套有乳胶管）直接刺穿真空采血管盖中央的胶塞中，血液自动流入试管内，如需多管血样，将刺塞端拔出，刺入另一真空采血管即可。达到采血量后，松压脉带，嘱待检者松拳，拔下刺塞端的采血试管。将消毒干棉球压住穿刺孔，立即拔出穿刺针，嘱待检者继续按压针孔数分钟。

图 静脉采血
穿刺部位
示例

（2）硬接式双向采血针系统采血：静脉穿刺过程如上，采血时将真空采血试管拧入硬连接式双向采血针的刺塞针端中，血液就会自动流入采血试管中，达到采血量后，松压脉带，嘱待检者松拳，拔下采血试管后，再拔出穿刺针头。

8.混匀　加抗凝剂或促凝剂的标本需立即轻轻颠倒混匀。

质量要求

1. 患者准备　采血前应向患者耐心解释，以消除不必要的疑虑和恐惧心理；待检者应尽量保持平静，减少运动。

2. 医护人员　使用真空采血器前应仔细阅读厂家说明书，严格按照说明书要求操作。

3. 操作

（1）采血前准备：①切记使用前勿松动一次性真空采血试管的盖塞，以防止采血量不准；②刺塞针端的乳胶套能防止拔除采血试管后继续滴血，达到封闭采血防止污染环境的作用，因此切不可取下乳胶套。

（2）部位选择：采血部位通常选择肘前区静脉。如此处静脉不明显，可采用手背、手腕、腘窝和外踝部静脉，幼儿可采用颈外静脉。对于肥胖患者，如静脉暴露不明显，可用左手示指经碘伏消毒后，在采血部位触摸，发现静脉走向后凭手感的方向与深度行试探性穿刺。此类真空采血针其针头较粗，故尽量选择粗大的静脉进行穿刺。

视频
静脉采血

（3）血液采集：①带乳胶套的刺塞端须从真空采血试管的胶塞中心垂直穿刺；②采血过程中持针器应把稳，防止针刺损伤；③采血完毕后，先拔下刺塞端的采血试管，后拔穿刺针端；④需抗凝或促凝的标本，采集后按要求及时上下颠倒5~8次（根据不同采血管的要求），使试管内原本充填好的添加剂与血液混合均匀，但不可过度摇动，以免造成溶血现象；⑤如需采集多管血标本，待前一管采集完毕后，再将刺塞针端拔出刺入另一采血管即可。应按以下顺序采血：血培养管、无抗凝剂及添加剂管、凝血象管、有抗凝剂（促凝剂）管。

视频
血液混匀

（4）压脉带捆扎：时间不应超过1分钟，绑扎不宜过紧，否则会造成淤血和血液浓缩而使血液成分活性和含量发生改变。一般提倡消毒后扎压脉带和见回血后松压脉带，有些单位习惯先扎压脉带后消毒，但一定要保证压脉带捆扎不超过1分钟。

（5）静脉穿刺：穿刺时不能从静脉侧面进针，针头经过皮肤进入静脉时可感觉到皮肤有一定的阻力，而静脉壁阻力较小，更富有弹性。

4. 意外处理　如遇待检者发生晕针，应立即拔出针头，让其平卧休息片刻，即可恢复。必要时可用拇指压掐或针刺人中、合谷等穴位，或嗅吸芳香酊等药物；若因低血糖诱发眩晕，可立即口服糖水或静脉注射葡萄糖；如有其他情况，应立即请医生处理。

5. 标本处理　血液标本采集后应立即送检，实验室接收标本后应尽快进行检验。抗凝静脉血可稳定8~12小时，若不能够及时检验，可置于4℃冷藏保存，测定前恢复至室温并混匀后再测定。用于生物化学检验的血标本如果不能及时检查，则应将血清或血浆与血细胞分离，进行适当处理。

6.生物安全 及时处理试验后的残余血标本和所用器械，以免污染环境和造成室内感染。①废弃的针具必须丢入硬质、防刺破的容器内；②不要试图用手去改变针具的外型及破坏其与附属物的连接。如果连针的附属物（如注射器）内有20ml以上的液体时，应在处理前排净；③尽量减少对针具的操作；④不要将针型废物直接丢入生物危险袋中，也不要与其他废物混合丢弃。

实践结果

·预期结果

熟练、顺利、准确、规范完成静脉采血。采血过程中能随时观察患者的感受，加强与患者的沟通，减轻患者恐惧的心理。

·实际结果

_____

_____

·结果分析

_____

_____

学习评价

·自我反思及收获

_____

_____

·教师评价

_____

_____

拓展与自测

1.简述静脉采血的简易流程。

_____

_____

2.如果静脉采血过程中，血量未达预期，但不再出血，你该如何处理？

_____

_____

3.真空静脉采血后，立即对采血管进行反复颠倒的目的是什么？如忘记此操作将会产生哪些不良影响？

4.在采血过程中，患者出现头晕、恶心，继而面色苍白、出冷汗，甚至晕厥的晕血表现时，该如何处理？

学习任务 1–2　血液涂片制备和染色

职业能力 1-2-1　血液涂片制备

▶▶ 学习目标

能根据临床需要进行手工血液细胞涂片制备并判断涂片效果。

实践内容

选择新鲜采集的末梢血或合格的抗凝静脉血，进行手工血液细胞涂片制备。

实践器材、试剂、标本

1.**实践器材**　一次性采血针、消毒干棉球、推片、载玻片（宽×长为 25mm×75mm，厚度为 0.8~1.2mm）。

2.**试剂**　碘伏或 30g/L 碘酊，75% 乙醇。

3.**标本**　EDTA–K_2 抗凝静脉血或末梢血。

图 血涂片
制备及染色
实践器材与
试剂

实践训练

1.**采血或取血**　常规碘伏或碘酊、乙醇消毒，采末梢血或吸取 EDTA–K_2 抗凝静脉血 1 滴，置载玻片右端约 1.5cm 处或整片 1/3 处。

2.**推片**　左手拇指、示指和中指持载玻片的两端，右手拇指、示指和中指握住推片的两边（推片的前端边缘光滑，略窄于载玻片）将推片的前端下缘放于血

动画 血涂片
的制备

滴的前方，然后从血滴前方向后慢慢移动，接触血滴后左右轻轻摇摆，使血液沿推片下缘散开，以30°~45°角快速、平稳地将推片向前推进至载玻片的另一端。血液在载玻片上形成一厚薄适宜，头、体、尾分明，两端和两侧留有空隙的舌型血膜。

3.干燥　将推好的血涂片放在染色架上，自然晾干。

4.标记　用记号笔在载玻片右上角标记被检查者编号。

质量要求

视频 血涂片
的制备

1.器材

（1）载玻片：应清洁、干燥、中性、无尘、无油脂，表面平而光滑。新购置的载玻片常带有游离碱质，必须用约1mol/L HCl浸泡24小时后，再用清水冲洗，干燥后备用。用过的载玻片可放入含适量肥皂或其他洗涤剂的清水中煮沸20分钟，洗净，再用清水反复冲洗，干燥备用。

（2）推片：与血液接触的边缘要光滑、整齐，推片使用后要及时把血擦干净。

2.标本

（1）使用末梢血，需要立即涂片。

（2）使用EDTA-K$_2$抗凝血液样本时，应充分混匀后再涂片。抗凝血样本应在采集后4小时内制备血涂片，时间过长可引起中性粒细胞和单核细胞的形态改变。制片前样本不宜冷藏。

3.血涂片制备　血涂片制作的好坏受血滴大小、推片角度、推片速度等影响很大。一般血滴大、血黏度高、推片角度大、速度快则血膜厚，反之则血膜薄。针对不同的患者应有的放矢，对血细胞比容高、血黏度高的患者应采用小血滴、小角度、慢推；而对贫血患者则采用大血滴、大角度、快推。

4.血涂片处理

（1）推好的血涂片可在空气中晃动，使其尽快干燥。天气寒冷或潮湿时，应于37℃恒温箱中保温促干，以免细胞变形缩小。

（2）血涂片应在1小时内染色或在1小时内用无水甲醇（含水量＜3%）固定后染色。

实践结果

·预期结果

熟练、顺利、规范完成采血及制备合格的血液细胞涂片。血液细胞涂片标准：厚薄适宜，头、体、尾分明，两端和两侧留有空隙的舌型血膜。

·实际结果

_____

_____

·结果分析

_____

_____

学习评价

·自我反思及收获

_____

_____

·教师评价

_____

_____

拓展与自测

1.简述血液细胞涂片制备的简易流程。

_____

_____

2.如果血液细胞涂片制备中取血过多，你该如何处理？

_____

3.如果血液细胞涂片血膜过厚，对后面的染色将有何影响？

_____

_____

职业能力 1-2-2　血细胞的染色

▶▶ 学习目标

1. 能说出瑞氏（Wright）染色的原理。
2. 能对制备合格的血液细胞涂片进行瑞氏染色并判断染色效果。

实践内容

1.内容 选择合格的血细胞涂片，进行瑞氏染色。

2.原理

（1）瑞氏染液：由酸性染料伊红和碱性染料亚甲蓝组成的复合染料溶于甲醇而成。各种染料的基本特性如下：①亚甲蓝：通常为氯盐（$M^+ Cl^-$），其有色部分是亚甲蓝，为阳离子，故为碱性染料。亚甲蓝易氧化为天青。亚甲蓝与天青的混合物又称多色性亚甲蓝。②伊红（曙红）：通常用伊红钠盐（$Na^+ E^-$），其有色部分是伊红，为阴离子，故为酸性染料。③瑞氏染料：亚甲蓝和伊红在水溶液中生成一种疏水的伊红化亚甲蓝中性沉淀物即瑞氏染料，加入有机溶剂甲醇可使瑞氏染料保持在解离状态（$M^+ E^-$）。④甲醇：具有强大的脱水力，可将细胞固定为一定形态并使细胞内蛋白质沉淀，形成颗粒状或网状结构，增加细胞与染料接触的表面积，提高对染料的吸附作用，增强染色效果。⑤甘油：防止甲醇挥发，可使细胞染色清晰。

（2）细胞受色原理：细胞受色是染料透入被染物并存留其内部的一种过程，此过程既有物理吸附作用，又有化学亲和作用，不同的细胞由于所含化学成分不一样，化学性质各不相同，故对各种染料的亲和力也不一样。

1）细胞中的碱性物质如血红蛋白、嗜酸性粒细胞的嗜酸性颗粒等与酸性染料伊红结合染成红色，这些碱性物质又称嗜酸性物质。

2）细胞中的酸性物质如淋巴细胞胞质、嗜碱性粒细胞的嗜碱性颗粒等与碱性染料亚甲蓝结合染成蓝色，这些酸性物质又称嗜碱性物质。

3）中性粒细胞的中性颗粒呈等电状态，与伊红和亚甲蓝均可结合，染成淡紫红色，称为嗜中性物质。另外，细胞核主要由弱酸性DNA和强碱性核蛋白（组蛋白、精蛋白等）组成，碱性核蛋白与酸性染料伊红结合染成红色，酸性DNA与碱性染料亚甲蓝结合染成蓝色，因酸性弱，蓝色反应弱，故被染成紫红色。血小板颗粒也染成紫红色。有的细胞胞质中含有RNA故染成蓝色。

（3）pH影响：细胞各种成分均含大量蛋白质，由于蛋白质是两性电解质，所带电荷随环境pH而定，pH < pI时，蛋白质带正电荷增多，易与伊红结合，染色偏红；pH > pI时，蛋白质带负电荷增多，易与亚甲蓝或天青结合，染色偏蓝。因此，细胞染色对氢离子浓度非常敏感。临床上常用缓冲液（pH 6.4~6.8）来调节染色时的pH，以达到满意的染色效果。

实践器材、试剂、标本

1.实践器材 载玻片、推片、染色架、洗耳球、蜡笔、显微镜。

2.试剂 瑞氏染液。

（1）Ⅰ液（瑞氏染液）：瑞氏染料0.1g、甲醇（AR）60.0ml、甘油2~3ml。将全部染料放入清洁干燥的乳钵中，先加少量甲醇慢慢研磨至少半小时，使染料充分溶解，再加一些甲醇混匀，然后将溶解的部分倒入洁净的棕色瓶内，乳钵内剩余的未溶解的染料，再加少许甲醇细研，如此多次研磨，直至染料全部溶解，甲醇用完为止，再加入甘油2~3ml密封保存。甘油可防止甲醇过早挥发，同时也可使细胞着色清晰。

（2）Ⅱ液（pH 6.4~6.8磷酸盐缓冲液）：磷酸二氢钾（KH_2PO_4）0.3g、磷酸氢二钠（Na_2HPO_4）0.2g，蒸馏水加至1000ml。

3.标本　制备合格的血液细胞涂片。

实践训练

1.加Ⅰ液　制备好的血涂片充分干透后，用蜡笔在血膜两端画线，以防染色时染液外溢。然后将玻片平放于染色架上，滴加Ⅰ液3~5滴，以覆盖整个血膜为度，静置0.5~1分钟。

2.加Ⅱ液　滴加约与Ⅰ液等量的Ⅱ液，轻轻摇动玻片或用洗耳球对准血涂片吹气使其与染液充分混合，室温下染色5~10分钟。

3.冲洗　平持血涂片，用流水缓缓冲去染液，直至冲洗干净。

4.干燥　直立血涂片使其自然干燥后，显微镜检。

5.染色效果观察　将血涂片移至显微镜载物台上，用低倍镜观察体、尾交界处血细胞平铺的部分，如红细胞呈粉红色，各种白细胞胞核、胞质着色清晰，说明染色恰到好处，可进行细胞形态学检查。

视频 瑞氏染色

质量要求

1.瑞氏染液质量　新配染色液效果较差，放置时间越长亚甲蓝转变为天青越多，染色效果越好。可用染料成熟指标RA（A_{650nm}/A_{525nm}）判断染料成熟与否。A_{650nm}是亚甲蓝和天青的特异吸收峰波长，A_{525nm}是伊红的特异吸收峰波长。具体方法是取染液25μl，稀释于10ml甲醇中，以甲醇为空白调零，分别取读650nm和525nm的吸光度。染料成熟指标RA以1.3±0.1为宜。染液应储存在棕色瓶中密封保存，以免甲醇挥发或氧化成甲酸。

2.pH影响　细胞染色对氢离子浓度十分敏感，因此玻片必须清洁、中性，配制瑞氏染液必须用优质甲醇（AR），稀释染液必须用pH 6.4~6.8的缓冲液。染色偏酸，则红细胞和嗜酸性粒细胞颗粒偏红，白细胞核呈浅蓝色或不着色；染色偏碱，则所有红细胞染成灰蓝色，白细胞颗粒深暗，嗜酸性颗粒可染成暗褐色，甚至紫黑色或蓝色，嗜中性颗粒染成紫黑色。遇此种情况应更换缓冲液。

图 pH对血涂片瑞氏染色的影响

3.染色时间确定　染色时间与染色液浓度、实验室温度、涂片中有核细胞多少有关。染液淡、室温低、有核细胞多，则染色时间长；反之，可减少染色时间。冲洗前可先在低倍镜下观察有核细胞是否染色清楚，核质是否分明。因此，染色时间应视具体情况而定，特别是更换新染料时必须试染，摸索出最佳染色条件。

4.染料冲洗 冲洗时不能先倒掉染液再冲洗，否则染料颗粒沉积明显。冲洗时水流速度不能太快，否则会导致血膜脱落。

5.血膜处理 未干透的血膜不能立即染色，否则染色时细胞易脱落。血涂片应在1小时内染色或在1小时内用无水甲醇固定后染色。

图 血膜脱落

实践结果

·预期结果
熟练、顺利、规范完成血液细胞涂片瑞氏染色。
·实际结果

_____

_____

·结果分析

_____

_____

学习评价

·自我反思及收获

_____

_____

·教师评价

_____

_____

拓展与自测

1.瑞氏染色的简易流程是什么？

_____

_____

2.如果染色过程中染液干涸或流失，该如何处理？

_____

_____

3.如果冲洗过程中，先倒掉染液，将会产生哪些不良影响？

学习任务 1-3　显微镜与牛鲍氏计数板应用

职业能力 1-3-1　一次性微量吸管的应用

▶▶ 学习目标

能使用一次性微量吸管吸取定量血液标本。

实践内容

1.**内容**　使用一次性微量吸管准确吸取10μl、20μl血液标本。

2.**原理**　挤压乳胶吸头使微量吸管产生负压而吸取液体。

实践器材、试剂、标本

1.**实践器材**　一次性微量吸管、带孔乳胶吸头、试管、消毒干棉球、2ml吸管。

2.**试剂**　生理盐水、95%（V/V）乙醇、乙醚、蒸馏水。

3.**标本**　新鲜抗凝血。

实践训练

1.**准备吸管**　将带孔乳胶吸头套在微量吸管上，连接处应严密不漏气。

2.**加稀释液**　取试管1支，加生理盐水2ml。

3.**吸取血样**　右手拇指和中指夹住吸管及吸头交接处，示指堵住吸头小孔，3个指头轻微用力，排出适量的气体使管内形成较小的负压，将管尖接触抗凝血，3个指头慢慢松劲，吸取抗凝血到略高于所需刻度后，抬起示指。

4.**拭净余血**　用干棉球顺微量吸管口方向拭净吸管外余血。

5.**调节血量**　用干棉球轻微、间断接触吸管口，吸去少量血液，准确调节血量至所需刻度。

6.释放血液 将微量吸管插入含生理盐水的试管底部，慢慢排出吸管内的血液，再用上清液冲洗管内余血2~3次。

质量要求

1.一次性微量吸管 应对每一批次的一次性微量吸管进行抽样检查，可采用水银称重法或有色溶液比色法进行校正，误差应不超过 ±1%。

2.吸取血样

（1）吸血操作需反复练习才能吸取血液到所需量。

（2）吸取血液或清洗管内余血时，3个手指头不要用力过大，以免造成负压过大，将液体吸入乳胶吸头内。

（3）吸取血液时，注意避免吸入气泡。

（4）一次吸取血液到所需的量，吸管内不能有空节也不能吸取血液过多，最好不要超过所需刻度2mm。

3.拭净余血 释放血液前一定要拭净吸管外余血。

4.调节血量 不能将棉球长时间接触吸管口，否则会吸去较多血液，导致血量不够而需重新吸取。

5.释放血液 释放血液时的动作不能太剧烈，避免破坏血液成分或不能利用上清液将管内血液洗净。

实践结果

· 预期结果

熟练、顺利、准确、使用一次性微量吸管吸取10μl、20μl血液标本。

· 实际结果

....

....

· 结果分析

....

....

学习评价

· 自我反思及收获

....

....

·教师评价

拓展与自测

1.简述一次性微量吸管使用的简易流程。

2.释放血液后，如未清洗微量吸管内壁或未将微量吸管外壁的血液擦拭干净，将对实验结果造成怎样的影响？

职业能力 1-3-2　牛鲍氏计数板的应用

▶▶ 学习目标

1.认识改良牛鲍氏（Neubauer）计数板的结构。
2.熟练应用改良牛鲍氏计数板计数细胞。

实践内容

1.**内容**　将稀释的血液标本熟练充入计数板并在显微镜下进行计数。

2.**原理**　一定倍数稀释的血液或体液混匀后充入具有固定体积和精密划分刻度的改良牛鲍氏计数池中，在显微镜下对所选择区域中的细胞进行计数，再乘以稀释倍数，即可换算成单位体积内的细胞数。

实践器材、试剂、标本

1.实践器材

（1）改良牛鲍氏计数板：由优质厚玻璃制成。每块计数板被"H"形凹槽分为两个相同的计数池，计数池两侧各有一条盖玻片支持柱，比计数池平面高出 0.10mm。将特制的专用盖玻片覆盖其上，形成高 0.10mm 的计数池。计数池长、宽各 3.0mm，平均分为 9 个大方格，每个大方格的边长为 1.0mm，其面积为 $1.0mm^2$，容积为 $0.1mm^3$（μl）。9 个大方格中，中央大方格先用双线划分成 25 个中方格，每个中方格又用单线分别划分为16个小方格，其中位于正中及四角的5个中方格是红细胞和血小板计数区域；位于四角的4个大方格分别用单线划分为16个中方格，是白细胞计数区域。

图 改良牛鲍氏计数板

（2）改良牛鲍氏计数板专用盖玻片：又称血盖玻片，为改良牛鲍氏计数板专用，长×宽×厚为24.0mm×20.0mm×0.6mm。

（3）其他：光学显微镜、绸布、微量吸管或小玻璃棒、带孔乳胶吸头、刻度吸管、试管。

2.试剂 红细胞稀释液。

3.标本 新鲜抗凝血。

实践训练

1.稀释血液 取试管1支，加红细胞稀释液2ml，再加抗凝血10μl，立即混匀，制成红细胞悬液。

2.准备计数板 用绸布拭净改良牛鲍氏计数板和专用盖玻片，采用"推式"法从计数板下缘向前平推盖玻片，将其盖在计数池上。

3.充池 混匀红细胞悬液，用微量吸管吸取或小玻璃棒蘸取少量悬液，沿盖玻片与计数板之间的缝隙充入计数池，充液量以液体恰好充满一侧计数池为宜，不可过多、过少或有气泡，否则应重新操作。

4.静置 红细胞悬液充入计数池后，静置2~3分钟待细胞下沉。

5.显微镜计数 首先在低倍镜下观察整个计数池结构，同时观察细胞分布是否均匀，如严重不均应重新充池。根据计数的血细胞类型选用不同的放大倍数。计数时应遵循一定的顺序逐格进行，以免重复或遗漏。对压线细胞，依照"数上不数下，数左不数右"的原则进行计数。

质量要求

1.器材

（1）所用器材均应清洁干燥。操作中勿让手指接触计数板和盖玻片表面，以防污染混入杂质及充池时产生气泡。

（2）改良牛鲍氏计数板、专用盖玻片、微量吸管及刻度吸管的规格应符合要求。①计数板的鉴定：要求计数板的台面光滑、透明，划线清晰，计数池划线面积准确，必要时采用校正的目镜测微计测量计数池的边长，用微米千分卡尺测量计数池的深度，每个大方格边长的误差应小于1%，深度误差应小于2%，若超过上述标准，应弃之不用；在新计数板启用前及使用后每隔1年要鉴定1次，以防不合格或磨损而影响计数结果的准确性。②盖玻片的鉴定：覆盖计数池的盖玻片为专用盖玻片，应具有一定的重量，平整、光滑、无裂痕，厚薄均匀一致，可使用卡尺多点测量（至少9个点），不均匀度在0.002mm之内；也可将洁净的盖玻片紧贴于干燥的平面玻璃上，若能吸附一定时间不脱落，落下时呈弧线形旋转，表示盖玻片平整、厚薄均匀；合格的盖玻片放置在计数池表面后，与支持柱紧密接触的部位可见到彩虹。

（3）计数板使用后，立即用自来水冲洗，切勿用硬物洗刷，洗后自行晾干或用吹风机吹干或用95%乙醇等有机溶剂脱水使其干燥后备用。

2. 充池

（1）充池前必须将待测标本混匀，平放计数板，充池后不能移动盖玻片。

（2）充池应一次完成，充液量适当。如充液过多、过少、有气泡等，均应拭净计数板及盖玻片，重新充池。

（3）计数池中细胞如果严重分布不均，应重新充池。

3. 计数

（1）充液后应静置一定时间，白细胞和红细胞计数一般需沉淀2~3分钟，血小板应沉淀10~15分钟，且需注意保湿，因沉淀时间过长会因稀释液挥发造成计数结果不准确。

（2）计数时应遵循一定的顺序逐格进行，以免重复或遗漏。对压线细胞，依照"数上不数下，数左不数右"的原则进行计数。

（3）注意细胞与杂质的区别。

实践结果

· 预期结果

准确认识改良牛鲍氏计数板的结构，并熟练、顺利、规范进行充池和细胞计数。

· 实际结果

_____

_____

· 结果分析

_____

_____

学习评价

· 自我反思及收获

_____

_____

· 教师评价

......

......

拓展与自测

1.简述充池及细胞计数的简易流程。

......

......

2.如果充池过程中，未一次充满或产生气泡，你该如何处理？

......

......

3.如果充池后未静置，直接进行显微镜计数，将出现何种现象？

......

......

4.请画出计数池的基本结构。

职业能力 1-3-3 光学显微镜的应用

▶ **学习目标**

熟练使用光学显微镜。

实践内容

1.**内容** 根据不同的项目，熟练调节显微镜。

2.原理 显微镜的基本放大原理主要由焦距很短的物镜和焦距较长的目镜来完成。显微镜的目镜和物镜都是由透镜组构成复杂的光学系统，显微镜的成像过程是一个比较复杂的衍射相干过程。

实践器材、试剂、标本

1.实践器材 显微镜、改良牛鲍氏计数板。

2.标本 染色良好的血细胞涂片。

实践训练

1.平稳放置显微镜，打开电源开关，旋转光强调节旋钮使光强适中。

2.旋转粗调螺旋把载物台降至最低，打开夹片器，放好血涂片，轻轻松开夹片器，自然夹住玻片。

3.旋转载物台下方的标本平面移动控制旋钮，使血涂片正对通光孔中心。

4.旋转物镜转换器，把低倍镜（10倍物镜）置于血涂片上方，先从侧面观察，旋转显微镜的粗调旋钮，使血涂片尽可能接近物镜。

5.通过右目镜观察标本，慢慢旋转粗调旋钮使载物台下降，粗调聚焦后再用微调旋钮进行精细调焦。

6.调节光瞳间距，调节把手，双目可以观察到一个单一的像。

7.旋转左目镜上的屈光度调节环，使物像观察清晰，从而使双眼视力差得到补偿。

8.旋转聚光镜上下移动钮，将聚光镜移到最高位置，然后取下目镜镜头，直接往镜筒内看并旋转聚光镜孔径光阑刻度盘，使孔径光阑调到约为物镜数值孔径的80%的位置便可获得高质量的像，要注意更换物镜后都要重新调整孔径光阑。

9.高倍镜的使用：先将低倍镜下找到的所需观察的物像中要进一步放大的部位移到视野正中央。转动物镜转换器，使高倍镜（40倍物镜）到位。调节光强调节旋钮，使光照明亮，再微微调节微调螺旋（换成高倍镜后，不能再转动粗准焦螺旋），使物像清晰。

10.油镜的使用

（1）第一种方法：高倍镜观察后转动物镜转换器，镜头呈"八"字，在血涂片上加一小滴香柏油，使油镜（100倍物镜）到位，镜头浸在油里，寻找目标（物像），用细螺旋调节，使物像清晰。

（2）第二种方法：高倍镜观察后转动物镜转换器，油镜（100倍物镜）到位，调节粗调旋钮使镜头远离载物台，在血涂片上加一小滴香柏油，小心地下降镜筒（或上升载物台）使镜头浸在油里，从侧面看着镜头，用粗调旋钮将镜筒缓慢上升

（或降低载物台）到离玻片最近，观看目镜寻找目标（物像），用细螺旋调节，使物像清晰。

11.观察并记录，要注意到通过显微镜看到的像的移动方向正好是和样品实际移动的方向是相反的，实物的大小可以通过物镜的放大倍数及视场直径粗略估计。

12.观察完毕上升镜筒（或降低载物台），转动物镜转换器，使油镜物镜偏位。用干净擦镜纸擦去镜头上的油迹，再取一张擦镜纸蘸上二甲苯（也可用乙醇乙醚、乙酸乙酯等）擦去镜头上残留的香柏油，最后再用一张干净的擦镜纸擦去残留在镜头上的二甲苯。

13.显微镜复位要求：目镜镜筒最近、物镜镜头"八"字、载物台最高、聚光器最低、光圈最小、光源最暗、关闭电源。

质量要求

1.**检测过程**　环境要求。①防潮：显微镜应置于干燥的房间，显微镜不用的时候应放干燥剂，并注意经常检查或更换。②防尘：尘埃微粒可使镜头受损，故使用完应罩好罩子，不要将目镜抽出，严防尘埃进入光学系统。③防震：强烈震动可使光学元件移位或机械零件变形受损，故应放置平衡不晃动工作台且移动应轻拿轻放。④防腐蚀：不能与具有腐蚀性的物品或化学试剂如H_2SO_4、HCl等放在一起。⑤防热：因温度上升1℃，铁比玻璃多延伸3倍，可导致镜片脱胶，故不能将显微镜放在暖气管附近和窗口，也应避免阳光直射。

2.**使用注意事项**　①使用完毕后，移去载物台上的玻片，拭去油镜头上的香柏油，将镜头转成"八"字式并将镜筒下降固定；②镜头如有尘埃应使用镜头纸或软纱布拭净，如有香柏油可用蘸有脱油剂的拭镜纸拭去（切勿用酒精擦拭）；③ 机械部分如不甚灵活，可先擦去尘埃，再加脱油剂少许溶去油腻，拭净后再加入液体石蜡少许以润滑之；④ 显微镜不用时，应套上显微镜的罩子，以免尘埃落入；⑤ 显微镜出现大的故障时，应请专业人士进行维修。

3. **校准程序（Calibration procedure）**　每年一次，专人负责显微镜的校准。

4.**记录**　做好使用记录。

实践结果

·预期结果
熟练、顺利、按规范调节显微镜找到相应的观察视野。

·实际结果

· 结果分析

学习评价

· 自我反思及收获

· 教师评价

拓展与自测

1. 简述使用显微镜观察牛鲍氏计数板及染色血液细胞涂片的简易流程。

2. 如果显微镜观察牛鲍氏计数板时，在高倍镜下找不到视野，你该如何操作？

3. 如果显微镜观察染色血液细胞涂片时，在高倍镜或油镜下找不到视野，你该如何操作？

项目 2　红细胞检验

学习任务 2-1　红细胞（RBC）计数

▶▶ 学习目标

1. 能应用改良牛鲍氏计数板进行红细胞计数。
2. 能分析影响检验结果的技术因素。

实践内容

用等渗稀释液将血液稀释一定倍数并充入计数池，在显微镜下计数一定容积内的红细胞数量，经换算求出每升血液中红细胞的数量。

实践器材、试剂、标本

1. **实践器材**　试管、试管架、移液管、洗耳球、微量吸管、乳胶吸头、显微镜、改良牛鲍氏计数板、盖玻片、干脱脂棉等。
2. **试剂**　常用的红细胞稀释液为新鲜生理盐水。
3. **标本**　EDTA-K$_2$抗凝静脉血或末梢血。

实践训练

1. **加稀释液**　取小试管1支，用移液管加入红细胞稀释液2ml。
2. **采血与加血**　用清洁干燥微量吸管取末梢血或抗凝血10μl，擦去管尖外余血，轻轻加至红细胞稀释液底部，再轻吸上层清液清洗吸管2~3次，洗净管腔内残留血液，立即混匀。
3. **充池**　用微量吸管将混匀的红细胞悬液充入计数池，室温下平放静置2~3分钟后于显微镜下计数。
4. **计数**　高倍镜下依次计数中央大方格内4角和正中共5个中方格内的红细胞数。红细胞呈圆形或椭圆形，侧面观呈哑铃型，中央有凹陷，草黄色，有一定折光性。
5. **计算**

$$红细胞数/L = N \times 5 \times 10 \times 201 \times 10^6 \approx N \times 10^{10} = \frac{N}{100} \times 10^{12}$$

式中：

N：5个中方格内红细胞数。

×5：换算为1个大方格（即0.1μl）内的红细胞数。

×10：将1个大方格红细胞数换算成1μl血液中红细胞数。

×201：血液稀释倍数。

$\times 10^6$：由1μl换算成1L。

6.报告方式 $X.XX \times 10^{12}/L$。

质量要求

1.器材 应清洁干燥。盖玻片、计数板、微量吸管应符合质量要求。

2.稀释液及稀释倍数

（1）稀释液应等渗、新鲜，以免破坏红细胞或将杂质、微粒等误认为红细胞。

（2）稀释倍数应准确。当稀释液和/或血液加样量不准确，吸血时吸管内有气泡，未擦去吸管外余血，加血后吸管带出部分稀释血液等，可造成稀释倍数不准确。

（3）红细胞数量明显增多时，可适当加大稀释倍数；反之，可适当减少稀释倍数。

3.标本采集

（1）采血时针刺深度必须适当，不能过分挤压采血部位。

（2）采血应顺利、准确，采血部位不得有水肿、发绀、冻疮、炎症等。

（3）采血速度不宜太慢，否则血液会出现凝固现象，导致计数不准。如出现凝块，应重新采血。

4.充池 充池前应将细胞悬液充分混匀，但不能过分振荡而破坏红细胞。充池要一次完成，不能产生满溢、气泡或充池不足的现象。

5.计数

（1）压线细胞的计数应遵循"数上不数下，数左不数右"的原则，避免多数或漏数。

（2）红细胞在计数池内若分布不均（中方格内细胞数相差超过±10%）应重新充池计数。在参考区间范围内，两次红细胞计数结果相差不得超过5%。

（3）在计数红细胞时，白细胞同时存在，通常红细胞计数时包含白细胞。正常情况下，外周血中白细胞数仅为红细胞数的1/1000~1/500，对红细胞的影响可忽略不计。当白细胞过高（$> 100 \times 10^9/L$）时，则应对计数结果进行校正。校正方法：校正后红细胞数＝校正前红细胞计数－白细胞计数。

6.无菌操作 严格按无菌技术操作，做到一人一针一管，避免交叉感染。

实践结果

· 参考区间

成年男性（4.0~5.5）× 10^{12}/L；成年女性（3.5~5.0）× 10^{12}/L；新生儿（6.0~7.0）× 10^{12}/L。

· 实际结果

· 结果分析

学习评价

· 自我反思及收获

· 教师评价

拓展与自测

1.简述红细胞计数的简易流程。

2.如果白细胞计数过高（＞ $100 × 10^9$/L）时，你该如何校正红细胞计数结果？

学习任务 2-2　血红蛋白（Hb）测定

⟫ 学习目标

1.能应用氰化高铁血红蛋白（hemoglobin cyanide，HiCN）测定法进行血红蛋白测定。

2.能按照实验室废物处理原则处理实验后的废液。

实践内容

红细胞在 HiCN 转化液中被溶血剂破坏，各种血红蛋白（除 SHb 外）中的 Fe^{2+} 被高铁氰化钾氧化成 Fe^{3+}，形成高铁血红蛋白（Hi），Hi 与氰根离子（CN^-）结合，生成稳定的氰化高铁血红蛋白（HiCN）。HiCN 在波长 540nm 处有一个较宽的吸收峰，用分光光度计测定该处的吸光度，再换算成每升血液中的血红蛋白浓度，或在 HiCN 参考液进行比色制作的标准曲线上读取结果。

实践器材、试剂、标本

1.**实践器材**　分光光度计、试管、移液管、洗耳球、微量吸管等。

2.**试剂**　HiCN 试剂（文齐液）：氰化钾（KCN）0.050g、高铁氰化钾 $[K_3Fe(CN)_6]$ 0.200g、无水磷酸二氢钾（KH_2PO_4）0.140g，Triton X-100 1.0ml，加蒸馏水至 1000ml，纠正 pH 至 7.0~7.4。试剂应贮存在棕色硼硅有塞玻璃瓶中，并置于阴暗处保存，可稳定数月。

3.**标本**　$EDTA-K_2$ 抗凝静脉血或末梢血。

实践训练

1.**加转化液**　取 HiCN 转化液 5.0ml，加入试管内。

2.**加血与转化**　取全血 20μl，加到盛有转化液的试管底部，用上清液反复漱洗吸管 3 次，使血液与转化液充分混匀，静置 5 分钟。

3.**测定吸光度**　使用符合 WHO 标准的分光光度计（常规测定时带宽应小于 6nm），波长 540nm，光径（比色杯内径）1.000cm，以 HiCN 转化液或蒸馏水作空白调零，测定标本吸光度值（A）。

4.**计算**

$$Hb（g/L）=A \times \frac{64\,458}{44\,000} \times 251 = A \times 367.7$$

式中：A，540nm 处测定的标本吸光度；64 458，血红蛋白的平均分子量；44 000，血红蛋白毫摩尔消光系数；251，血液稀释倍数。

5.**报告方式**　XXg/L。

质量要求

1.**HiCN 转化液**　应贮存在棕色硼硅有塞玻璃瓶中，不能贮存于塑料瓶中，否则会使 CN^- 丢失，造成测定结果偏低；试剂应置于 2~8℃保存。氰化钾是剧毒品，需妥善保存，使用时要严格按剧毒品管理程序操作。

2.**器材** 分光光度计需经常校正。

3.**标本** 引起血浆浊度增大的因素都可导致血红蛋白浓度假性增高，如高脂血症、高球蛋白血症、高白细胞及高血小板等。HbCO增多也会影响检验结果。

4.**生物安全** 按照实验室废物处理原则处理实验后的残余血标本和所用器械，以免污染环境和造成室内感染。测定后的HiCN比色液不能与酸性溶液混合，因为氰化钾遇酸可产生剧毒的氰氢酸气体。

实践结果

·参考区间

成年男性（130~175）g/L；成年女性（115~150）g/L；新生儿（180~190）g/L。

·实际结果

·结果分析

学习评价

·自我反思及收获

·教师评价

拓展与自测

1.简述血红蛋白测定的简易流程。

2.实验后的废液应如何处理？

学习任务 2-3　红细胞形态检查

职业能力 2-3-1　正常红细胞形态

》》学习目标

1.学会红细胞形态检查的方法。

2.掌握正常红细胞的形态特点。

实践内容

利用光学显微镜直接观察正常红细胞的形态。

实践器材、试剂、标本

1.**实践器材**　显微镜、擦镜纸等。

2.**试剂**　镜油、清洁液（乙醚与无水乙醇比例为3：7）。

3.**标本**　制备良好的染色血涂片。

实践训练

1.**低倍镜观察**　低倍镜下观察染色血涂片中红细胞的分布和染色情况。选择细胞分布均匀、染色良好、红细胞紧密排列但不重叠区域（一般在血涂片的体尾交界处）。

2.**油镜观察**　滴加镜油1滴，在油镜下仔细观察上述区域中红细胞的形态。

3.**报告方式**　描述所检标本中正常红细胞的形态特点。

质量要求

1.**标本**　应选择涂片、染色良好的血涂片进行镜检，涂片过厚、过薄或不均匀都会影响红细胞形态的观察。另外，染色效果也会影响形态的观察。

2.**镜检区域**　红细胞在整张血涂片上通常不是均匀分布的，应先在低倍镜下观察细胞的分布和染色情况，红细胞形态检查部位应在红细胞单个分散不重叠的区域，一般选择体尾交界处。

图 正常形态红细胞

实践结果

· 参考区间

血涂片经瑞氏染色后，正常的成熟红细胞呈粉红色，中央1/3为生理性淡染区，形状呈双凹圆盘形，细胞大小相似，直径为 $6.7{\sim}7.7\,\mu m$（平均为 $7.5\,\mu m$），细胞内无异常结构。

· 实际结果

· 结果分析

学习评价

· 自我反思及收获

· 教师评价

拓展与自测

1.简述正常红细胞形态检查的简易流程。

2.如何选择最佳的镜检区域？

职业能力 2-3-2　异常红细胞形态

▶ 学习目标

1.学会红细胞形态检查的方法。
2.能识别异常红细胞的形态学变化。

实践内容

利用光学显微镜观察红细胞形态时能够识别异常红细胞形态。

实践器材、试剂、标本

1.**实践器材** 显微镜、擦镜纸等。

2.**试剂** 镜油、清洁液（乙醚与无水乙醇比例为3：7）。

3.**标本** 制备良好的染色血涂片。

实践训练

1.**低倍镜观察** 低倍镜下观察染色血涂片中红细胞的分布和染色情况。选择细胞分布均匀、染色良好、红细胞紧密排列但不重叠区域（一般在血涂片的体尾交界处）。

2.**油镜观察** 滴加镜油1滴，在油镜下仔细观察上述区域中红细胞的形态，同时浏览全片是否存在其他异常细胞。

3.**报告方式** 若识别到异常细胞，应描述观察到的异常红细胞的形态学变化。红细胞异常形态有：①大小异常（小红细胞、大红细胞、巨红细胞、红细胞大小不均）；②形态异常（球形红细胞、椭圆形红细胞、靶形红细胞、口形红细胞、泪滴形红细胞、镰状细胞、裂片红细胞等）；③染色异常（低色素性红细胞、高色素性红细胞、嗜多色性红细胞等）；④结构异常（豪-乔小体、卡波环、嗜碱性点彩红细胞、有核红细胞等）。

视频 红细胞形态

质量要求

1.**标本** 制片和染色过程中的人为因素可导致红细胞形态异常，例如：①涂片不当；②载玻片为非疏水性，不符合要求；③抗凝剂EDTA过量或血常规标本采血不足；④染色不当；⑤涂片干燥过慢或固定液中混有少许水分；⑥涂片末端附近，可见与长轴方向一致的假椭圆形红细胞；⑦长时间放置血液或标本凝固等。因此，应认真浏览全片，一般真的异常红细胞全片都可见同样异常，而假异常红细胞常局限于个别区域。

2.**观察范围** 注意浏览全片是否存在其他异常细胞，因异常成分常集中在血片的边缘和尾部，容易漏检。

实践结果

· 预期结果

熟练、顺利、准确、规范的描述异常红细胞的形态。

· 实际结果

· 结果分析

学习评价

· 自我反思及收获

· 教师评价

拓展与自测

1.若发现红细胞大小不一，部分红细胞体积偏小，中央淡染区扩大，应考虑什么情况？

2.若易见有核红细胞，应考虑什么情况？需要再做哪些检查？

学习任务 2-4　血细胞比容（HCT）测定

▶▶ 学习目标

1.能准确测定血细胞比容。

2.能分析测定过程中的注意事项。

实践内容

利用血液中各种成分比重的差异，将定量的抗凝血液置于温氏管中，用一定的速度和时间离心后而互相分层，读取压实红细胞层在全血中所占的容积百分比，即为血细胞比容。常用方法主要有温氏法和微量法。

实践器材、试剂、标本

1.实践器材

（1）温氏法：温氏管、细长毛细滴管、离心机、注射器、棉签、试管、乳胶吸头等。

（2）微量法：专用毛细管、毛细管密封胶、专用高速离心机、专用读数尺或刻度尺、试管、微量吸管、一次性采血针或注射器等。

2.试剂　EDTA-K_2 3.5mg或肝素钠0.2mg分装于小试管，可抗凝2ml血液。

3.标本　EDTA-K_2或肝素抗凝静脉血。

实践训练

1.温氏法

（1）准备抗凝血：用抗凝管采集静脉血2ml，立即颠倒混匀。条件允许时应采集空腹血。

（2）加标本：用细长毛细滴管吸取混匀的抗凝血，插入温氏管底部，然后将血液缓缓注入，边放血边上提滴管，直至血液的液平面与刻度线"10"平行为止，注意防止气泡产生。用小橡皮塞封闭温氏管管口。

（3）离心：将加好标本的温氏管置于水平离心机中，以2264g（即有效半径22.5cm，3000r/min）离心30分钟。读取压实红细胞层柱高的毫米数，然后再以同样速度离心10分钟，至红细胞层高度不再下降为止。

（4）观察结果：正常抗凝全血离心后分为五层，从上至下分别为：血浆层（淡黄色）、血小板层（乳白色）、白细胞层和有核红细胞层（灰红色）、还原红细胞层（紫黑色）、氧合红细胞层（鲜红色）。结果读取应以还原红细胞层为准，读取红细胞层柱高的毫米数乘以0.1，即为HCT值。

（5）报告方式：0.XXX。

2.微量法

（1）准备抗凝血：采集静脉血2ml，立即注入抗凝管中，将血与抗凝剂混匀时，要均匀轻柔，避免血液中产生气泡。

（2）吸血：用虹吸法将抗凝血液移入专用毛细管内，至2/3（50mm）处，避免

图 血细胞
比容测定
（温氏法）

气泡产生。如为外周血，管内预先涂布肝素抗凝剂（每支含肝素2U），然后吸入血液，将一次性毛细管置于两掌心之间轻轻捻转以达最佳抗凝效果。

（3）封口：将毛细管未吸血的一端垂直插入密封胶或橡皮泥中，封口。密封胶柱长度应为4~6cm。

（4）离心：将毛细管编号，按次序放入专用高速离心机，以RCF 12 500g离心5分钟。

（5）读数：取出离心后的毛细管置于专用读数板的凹槽中，移动滑尺刻度至还原红细胞层表层，读出相对应的数值；或用刻度尺分别测量红细胞层和全细胞层的长度，计算其比值，即为HCT值。

（6）报告方式：0.XX。

质量要求

1.患者采血以空腹为好因静脉压迫时间过长会引起血液淤积与浓缩，影响检验结果。抗凝剂HCT测定目前多选用 EDTA-K_2或肝素盐。

2.温氏管刻度清晰，管内径不均匀性误差<0.05mm。微量法所用的毛细管两端必须平滑、整齐，吸入血量在管长2/3处为宜，应使用优质橡皮泥严密封固。

3.离心时间和速度要规范化。相对离心力（RCF）直接影响到HCT，ICSH建议温氏法RCF 2000~2300g，计算公式RCF（g）=$1.118 \times 10^{-5} \times$ 有效离心半径（cm）× 每分钟转速^2。微量法测定时，离心盘应洁净、无残血，放置毛细管的沟槽要平坦，胶垫要富有弹性，防止离心时血液漏出，一旦漏出，应清洁离心盘后重新测定。

4.避免操作误差，如抗凝剂用量不准、混匀不充分、离心速度不均等。

5.红细胞异常时（如小红细胞、大红细胞、椭圆形或镰形红细胞等）因变形性减低使血浆残留量增加，结果假性增高；体外溶血和自身凝集会使结果假性降低。必要时参考红细胞计数及血红蛋白测定结果，以核对测定值是否可靠。

实践结果

· 参考区间

成年男性0.40~0.50；成年女性0.35~0.45；儿童0.33~0.42；新生儿0.47~0.67。

· 实际结果

_____

_____

· 结果分析

_____

_____

学习评价

·自我反思及收获

_____

_____

·教师评价

_____

_____

拓展与自测

1.简述血细胞比容测定的简易流程。

_____

_____

2.血细胞比容增高在临床上多考虑哪些情况？

_____

_____

学习任务 2-5　红细胞平均指数计算

▶▶学习目标

1.能根据红细胞计数（RBC）、血红蛋白测定（Hb）、血细胞比容（HCT）计算出红细胞平均指数。

2.能根据红细胞平均指数初步判定贫血的分类和病因。

实践内容

由红细胞计数（RBC）、血红蛋白测定（Hb）、血细胞比容（HCT）3个参数计算出红细胞平均指数，即平均红细胞容积（MCV）、平均红细胞血红蛋白量（MCH）、平均红细胞血红蛋白浓度（MCHC），从而为贫血的形态学分类和鉴别诊断提供线索。

实践器材、试剂、标本

通过手工计算得出或血细胞分析仪直接测定导出。

实践训练

图 红细胞
形态改变与
MCV、MCH
的关系

红细胞平均指数计算公式如下。

1.MCV 是指红细胞群体中每个细胞体积的平均值。

$$MCV（fl）= \frac{HCT}{RBC} \times 10^{15} fl$$

2.MCH 是指红细胞群体中每个细胞血红蛋白含量的平均值。

$$MCH（pg）= \frac{Hb}{RBC} \times 10^{12} pg$$

3.MCHC 是指平均每升红细胞所含血红蛋白浓度。

$$MCHC（g/L）= \frac{Hb}{HCT}$$

质量要求

1.手工法比较费时、费力，必须用同一抗凝血标本测定出 RBC、Hb、HCT 后再计算平均指数，因此每项检验结果必须准确无误。

2.血细胞分析仪法由仪器自动计算，简单快捷、准确度高，但是同样依赖 RBC、Hb 和 MCV 测定的准确性。如红细胞有聚集时 MCV 可假性增高；高脂血症或白细胞增多导致血浆浊度增加，可使 MCH、MCHC 假性增高。同时还受仪器工作状态的影响，必须定期进行仪器校准，异常结果要结合血细胞形态及直方图进行分析。

实践结果

·参考区间和临床意义（表2–1、表2–2）

表2–1 MCV、MCH、MCHC 参考区间

人群	MCV/fl	MCH/pg	MCHC/g·L^{-1}
成年人	82~100	27~34	316~354
1~3 岁	79~104	25~32	280~350
新生儿	86~120	27~36	250~370

表2–2 贫血的形态学分类及临床意义

贫血形态分类	MCV	MCH	MCHC	临床意义
正细胞性贫血	正常	正常	正常	急性失血、急性溶血、再生障碍性贫血、白血病等

续表

贫血形态分类	MCV	MCH	MCHC	临床意义
大细胞性贫血	增高	增高	正常	巨幼细胞贫血
单纯小细胞性贫血	降低	降低	正常	慢性炎症、尿毒症
小细胞低色素性贫血	降低	降低	降低	缺铁性贫血、珠蛋白生成障碍性贫血、慢性失血等

· 实际结果

_____

_____

· 结果分析

_____

_____

学习评价

· 自我反思及收获

_____

_____

· 教师评价

_____

_____

拓展与自测

1.请列出3个红细胞平均指数计算的公式。

_____

2.若MCV、MCH、MCHC均降低，应考虑哪些疾病？应建议临床继续完善哪些检查？

_____

_____

学习任务 2-6　网织红细胞计数

学习目标

1.能应用试管法进行网织红细胞计数。

2.能识别网织红细胞的各种形态。

实践内容

图 网织红细胞的形成

网织红细胞是介于晚幼红细胞和成熟红细胞之间的过渡阶段细胞，直径8.0~9.5μm，略大于成熟红细胞。体外活体染色时，网织红细胞内残存的RNA的磷酸基带有负电荷，能与新亚甲蓝、煌焦油蓝等碱性染料中带正电荷的基团结合，使RNA胶体间的负电荷减少，分子间斥力下降而发生凝缩，形成蓝色的点状、线状或网状结构，故名网织红细胞。在显微镜下计数至少1000个红细胞中网织红细胞，计算其所占百分数或绝对值。

实践器材、试剂、标本

1.实践器材　采血针或注射器、试管、载玻片、推片、显微镜、Miller窥盘等。Miller窥盘为一厚1mm、直径19mm的圆形玻片，玻片上刻有两个正方形格子，计数时用小方格（A）计数红细胞，用大方格（B）计数网织红细胞，大方格（B）面积为小方格（A）面积的9倍（图2-1）。

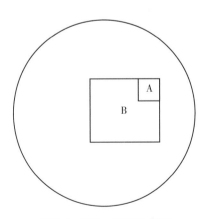

图2-1　Miller窥盘示意图

小方格A为红细胞计数区，大方格B（包含小方格A）为网织红细胞计数区。

2.试剂　活体染液、镜油、清洁液。常用的活体染液如下。

（1）10g/L新亚甲蓝（或煌焦油蓝）生理盐水溶液：取新亚甲蓝1.0g、枸橼酸钠0.4g、氯化钠0.85g，溶于100ml双蒸水中，混匀，过滤后贮存于清洁的棕色瓶中备用。此染液常用于试管法。

（2）10g/L新亚甲蓝ACD溶液：ACD保养液20ml、研细的新亚甲蓝200mg，溶解过滤后贮存于清洁的棕色瓶中备用。此液为WHO所推荐，常用于试管法。

（3）10g/L煌焦油蓝乙醇溶液：取煌焦油蓝1.0g置于乳钵中研磨，加95%乙醇100ml，过滤后贮存于清洁的棕色瓶中备用。此染液常用于玻片法。

3.标本　末梢血或EDTA-K$_2$抗凝静脉血。

实践训练

1.加染液　往小试管中加入染液2滴。

2.加血染色　取末梢血（或EDTA-K$_2$抗凝静脉血）2滴至加有染液的试管中，立即混匀，室温放置15~20分钟或37℃放置10分钟。

3.制备涂片　取混匀染色血1小滴推制成血涂片，自然干燥。

4.显微镜计数

（1）常规计数法：用低倍镜浏览全片，观察血涂片染色和细胞分布情况，选择红细胞分布均匀，无重叠，染色效果好的区域（常在涂片体尾交界处），滴加镜油1滴，在油镜下计数至少1000个红细胞中的网织红细胞数。

（2）Miller窥盘计数法：将Miller窥盘置于目镜内，计数小方格（A）中的红细胞，同时计数大方格（B）（含小方格A）中的网织红细胞。然后将小方格内数得红细胞数乘以9，折算成一个大方格内的红细胞数。

5.计算

（1）网织红细胞百分数（%）

常规法：网织红细胞百分数$=\dfrac{\text{计数1000个红细胞中得网织红细胞数}}{1000}$

Miller窥盘计数法：网织红细胞百分数$=\dfrac{\text{大方格（B）中的网织红细胞数}}{\text{小方格（A）内红细胞数}\times 9}$

（2）网织红细胞绝对数：网织红细胞数/L=红细胞数/L×网织红细胞百分数。

6.结果报告

（1）网织红细胞百分数：0.XXX。

（2）网织红细胞绝对数：XX×10^9/L。

质量要求

1.网织红细胞的网织状结构必须在活体染色时才显示，WHO推荐使用新亚甲蓝染液，其对网织红细胞着色力强而且稳定，Hb几乎不着色，便于识别。煌焦油蓝液溶解度低，易形成沉渣吸附于红细胞表面，给细胞辨认造成一定干扰。

2.因网织红细胞在体外仍继续成熟，其数量随着保存时间的延长而递减，所以标本采集后应及时处理。

3.染液与血液比例以1∶1为宜，严重贫血时，可适量增加血量。试管法要求在室温25℃时染色时间为15~20分钟，室温过低时适当延长染色时间。标本染色后应及时测定，以免染色过深导致结果不准确。

4.观察并选择红细胞分布均匀、网织红细胞着色好的部位计数。外周血网织红细胞主要为Ⅳ型，凡含有2个或2个以上颗粒且颗粒远离细胞边缘的红细胞均为网织红细胞。为尽量缩小分布误差，降低劳动强度，ICSH及我国卫生健康委员会临床检验中心都推荐使用Miller窥盘进行计数。

5.显微镜计数时应注意：①选择红细胞分布均匀、网织红细胞染色较好的部位计数，一般选择血膜体部；②避免重复计数，镜下观察时沿载玻片长轴，以"弓"字形轨道移动视野，取多个区域计数网织红细胞，尽量使其具有代表性。

实践结果

·参考区间

（1）网织红细胞百分数：成人及儿童0.005~0.015。

（2）网织红细胞绝对数：成人及儿童（24~84）×10^9/L。

·实际结果

·结果分析

学习评价

·自我反思及收获

·教师评价

拓展与自测

1.简述网织红细胞计数的简易流程。

2.网织红细胞增高常考虑哪些情况？

学习任务 2-7　红细胞沉降率（ESR）测定

▷▷ 学习目标

　　掌握魏氏（Westergren）法和动态测定法测定红细胞沉降率（简称血沉）的操作方法和注意事项。

实践原理

　　1.魏氏法　将一定量的枸橼酸钠抗凝全血置于特制血沉管中，直立于特制血沉架上，1小时后读取红细胞下沉后血浆的高度或长度，计算红细胞下降速率，即为红细胞沉降率，以mm/h报告。

　　2.动态测定法　采用红外线探测技术或其他光电技术定时扫描红细胞与血浆界面位置，经计算机处理得出数据结果。

实践器材、标本

1.实践器材

（1）魏氏法：一次性采血针或注射器、试管、试管架、洗耳球、血沉架、魏氏血沉管。

（2）动态测定法：动态血沉测定仪、试管。

2.标本　枸橼酸钠抗凝静脉血。

实践训练

1.魏氏法

（1）准备材料：检查实验材料是否齐全，熟悉血沉管直立方法。

（2）采血：使用枸橼酸钠抗凝的真空采血管，采血至2ml刻度处并混匀。

（3）吸血：用血沉管吸入混匀抗凝血至"0"刻度处，拭去管外残留余血。

（4）立血沉管：将血沉管直立于血沉架上。

（5）静置：在平稳的台面上，室温静置1小时。

（6）读数：准确读取红细胞下沉后暴露出的血浆段高度（mm），即为红细胞沉降率。

（7）报告方式：XXmm/h。

2.动态测定法　按仪器操作规程操作。

质量要求

1.器材　血沉管、注射器、试管均应保持清洁干燥，以免溶血；魏氏血沉管应符合ICSH规定规格。

2.抗凝剂　使用枸橼酸钠抗凝的真空采血管，采血至2ml刻度，使抗凝剂与血液比例为1：4。

3.标本　空腹采集静脉血，不能有凝块、溶血或气泡，采血后应在3小时内完成实验。

4.实验温度　最适温度为18~25℃。

5.立血沉管　应严格垂直放置，防止血液外漏或形成气溶胶影响测定结果。如果血沉管倾斜，红细胞将沿一侧管壁下沉，血浆则沿另一侧管壁上升，造成红细胞下降时阻力减少，沉降速度大幅加快（血沉管倾斜3°时，沉降率可增加30%）。血沉架应避免直接光照、移动和振动。

6.测定时间　应严格控制在1小时。红细胞沉降率在1小时沉降过程中并不是均衡等速度的沉降，因此绝不可以只观察30分钟沉降率，将结果乘以2作为1小时血沉结果。红细胞在单位时间内沉降速度可分为3期：一是缗钱状红细胞形成期，约数分钟至10分钟；二是快速沉降期，缗钱状红细胞以等速下降，约40分钟；三是细胞堆积期（缓慢沉积期），红细胞堆积到试管底部，约10分钟。

实践结果

·参考区间

（1）＜50岁：男性0~15mm/h，女性0~20mm/h。

（2）＞50岁：男性0~20mm/h，女性0~30mm/h。

（3）＞85岁：男性0~30mm/h，女性0~42mm/h。

（4）儿童：0~10mm/h。

·实际结果

_____

_____

·结果分析

_____

_____

学习评价

·自我反思及收获

_____

_____

·教师评价

_____

_____

拓展与自测

1.简述红细胞沉降率测定的简易流程。

_____

_____

2.红细胞沉降率测定采用枸橼酸钠抗凝（1∶4）的真空采血管，上网查询"是否可以换成EDTA-K_2抗凝的真空采血管"，说说理由。

_____

_____

3.请扫描"图 红细胞沉降率实验结果"二维码，记录1~5号标本红细胞沉降率实验结果。

图 红细胞
沉降率实验
结果

_____

_____

项目 3　白细胞检验

▶▶学习目标

1. 掌握显微镜法白细胞计数的原理。
2. 能够按步骤进行白细胞计数。

实践原理

用白细胞稀释液将血液稀释一定的倍数，同时破坏并溶解红细胞。将稀释的血液充入血细胞计数池，在显微镜下计数一定容积内的白细胞数，经换算即可求出每升血液中的白细胞数量。

实践器材、试剂、标本

图 白细胞
计数器材与
试剂

1.**实践器材**　小试管、0.5ml 或 1ml 吸管、洗耳球、微量吸管、乳胶吸头、玻棒、改良牛鲍氏计数板、显微镜、记号笔、计算器、干棉球、纱布等。

2.**试剂**　白细胞稀释液：2% 乙酸溶液中加入 10g/L 结晶紫（或亚甲蓝）3 滴。

3.**标本**　EDTA-K$_2$ 抗凝静脉血或末梢血。

实践训练

1.**加稀释液**　用吸管吸取白细胞稀释液 0.38ml 于小试管中。

2.**采血及稀释**　用微量吸管吸取抗凝血或采取末梢血 20μl，擦去管尖外部余血。将吸管插入小试管中白细胞稀释液的底部，轻轻放出血液，并吸取上层白细胞稀释液清洗吸管 2~3 次。

3.**混匀**　将试管中的血液与稀释液混匀，待细胞悬液完全变为棕褐色。

4.**充池**　再次将小试管中的细胞悬液混匀。用微量吸管吸取细胞悬液 10μl 左右，一次性充入改良牛鲍氏计数板的计数池中。

5.**计数**　室温下静置 2~3 分钟，待白细胞完全下沉后再进行白细胞计数。在低倍镜下计数四角 4 个大方格内的白细胞总数。

6.计算

$$白细胞/L = \frac{N}{4} \times 10 \times 20 \times 10^6 = \frac{N}{20} \times 10^9$$

式中：

N：表示4个大方格内数得的白细胞总数。

÷4：每个大方格的白细胞平均数量。

×10：将1个大方格白细胞数换算成1μl血液内白细胞数。

×20：血液的稀释倍数。

$\times 10^6$：由1μl换算成1L。

7.报告方式　$X.XX \times 10^9/L$。

质量要求

1.所用器材必须洁净，不能受灰尘污染，尤其计数板、试管。

2.稀释液、血量需加样准确，管外余血需擦干净，血液加入稀释液后吸管内壁需清洗干净并吹打干净，否则均会影响稀释倍数。

视频 血液稀释

3.标本中不能有血凝块。毛细血管采血需满足毛细血管采血的质量要求。

4.充池需待细胞悬液完全变为棕褐色，即红细胞破坏完全后，才能进行。

5.充池前必须充分混匀细胞悬液，但不能过分振荡而破坏白细胞。充池要一次完成，不能产生外溢、气泡或充池不足的现象。

视频 充池

6.计数

（1）显微镜检查光线适宜，注意低倍镜下正确辨认白细胞。

（2）计数池内细胞分布应均匀，一般情况下各大方格间的细胞数相差不超过10%。若相差太大，应重新充池。

（3）白细胞数量过多时，可加大稀释倍数；反之，可减少稀释倍数。

7.有核红细胞影响　白细胞稀释液不能破坏有核红细胞，因此，如果白细胞分类时发现有核红细胞，需要从白细胞计数结果中扣除，此时应计算白细胞校正值（公式中的有核红细胞是指分类100个白细胞时所遇见的有核红细胞数）。

$$白细胞校正值/L = \frac{100}{100 + 有核红细胞} \times 校正前白细胞数$$

实践结果

·参考区间

成人（3.5~9.5）$\times 10^9$/L；儿童（5~12）$\times 10^9$/L；6个月至2岁婴幼儿（11~12）$\times 10^9$/L；新生儿（15~20）$\times 10^9$/L。

· 实际结果

· 结果分析

学习评价

· 自我反思及收获

· 教师评价

拓展与自测

1. 简述白细胞计数的简易流程。

2. 如果白细胞计数过程中，4个大方格之间的白细胞数量相差太大，你该如何处理？

学习任务 3-2　白细胞分类计数（DC）

⯈⯈学习目标

掌握显微镜法白细胞分类计数的方法。

实践原理

将已经制备且染色良好的血涂片，在显微镜油镜下观察，根据各类细胞的形态特点区别白细胞并分别进行计数。通常分类100个白细胞，计算得出各种白细胞所占的百分率。根据白细胞总数，可计算出各种白细胞的绝对值。

实践器材、试剂、标本

1.**实践器材**　显微镜、白细胞分类计数器、拭镜纸。

2.**试剂**　镜油、二甲苯。

3.**标本**　染色良好的血涂片。

实践训练

1.**准备材料**　检查实验材料是否齐全，复习显微镜的使用。

2.**显微镜检查**

（1）低倍镜观察：低倍镜下观察全片，包括白细胞的分布和染色情况。

（2）油镜观察：选择血涂片体、尾交界处，同时细胞分布均匀、着色良好的区域，滴加镜油1滴，按一定的顺序（如弓形）对所见到的白细胞逐个进行分类，并用白细胞分类计数器（或画正字的方式）做好记录，共计数100个白细胞。

3.**计算**　求出各类白细胞所占的百分率，根据白细胞总数计算各种白细胞的绝对值。

4.**报告方式**　各类白细胞以百分率（%）和/或绝对值报告。

质量要求

1.**器材**　血涂片的质量要良好，否则影响对细胞的分类。

2.**计数区域**　由于各种白细胞体积大小不等，体积较小的淋巴细胞在血涂片的头、体部较多，而尾部和两侧以中性粒细胞和单核细胞较多，因此分类最佳区域为体、尾交界处。

3.**分类方法**　分类时要按一定方向和顺序连续进行，既不重复也不遗漏，避免主观选择视野。

4.**计数原则**　白细胞总数在（3.0~15.0）×10^9/L者，分类计数100个细胞。总数在15.0×10^9/L以上时，应计数200个白细胞。总数低于3.0×10^9/L时，则应选用2张血涂片计数50~100个白细胞。

5.**其他**　分类中如见血涂片上有有核红细胞，应逐个计数但不计入100个白细胞内，以分类100个白细胞过程中见到有核红细胞数量来报告，并应注明其所属阶段。还应注意观察成熟红细胞、血小板的形态、染色及其分布情况，注意有无寄生虫（如疟原虫）及其他异常所见。

图 白细胞分类计数最佳观察部位——体尾交界处

实践结果

· 参考区间（表3-1）

表 3-1 白细胞分类计数参考值

白细胞	百分率 /%	绝对值 /× 10^9 · L^{-1}
中性杆状核粒细胞	1~5	0.04~0.50
中性分叶核粒细胞	50~70	2.00~7.00
嗜酸性粒细胞	0.5~5	0.05~0.50
嗜碱性粒细胞	0~1	0~0.10
淋巴细胞	20~40	0.80~4.00
单核细胞	3~8	0.12~0.80

· 实际结果

· 结果分析

学习评价

· 自我反思及收获

· 教师评价

拓展与自测

1.简述白细胞分类计数的简易流程。

2.如果白细胞分类计数过程中，见到有核红细胞，你该如何报告？

学习任务 3-3　白细胞形态学检查

职业能力 3-3-1　正常白细胞形态检查

>> **学习目标**

掌握各种白细胞的正常形态，能够进行分类。

实践内容

用普通光学显微镜直接观察经瑞氏染色后血涂片上的白细胞，从细胞大小、细胞核、细胞质、颗粒的颜色及有无等多方面观察细胞，能够进行5种白细胞的分类。

实践器材、试剂、标本

1.**实践器材**　显微镜、擦镜纸。
2.**试剂**　镜油、二甲苯。
3.**标本**　染色良好的血涂片。

实践训练

1.**低倍镜观察**　低倍镜观察全片，对细胞分布、数量、染色情况做初步估计。
2.**油镜观察**　滴加镜油1滴，在油镜下对白细胞从细胞大小、细胞核、细胞质等多方面做认真仔细观察。辨认5种正常白细胞形态，并进行分类。
3.**报告方式**　报告白细胞的形态特点及类型，并绘图。

质量要求

1.**标本**　血涂片染色良好，白细胞分布均匀，细胞核、质容易辨认。
2.**显微镜检查**　按一定的方向和顺序对所见到的白细胞逐个进行辨认。

实践结果

·预期结果
快速、准确识别5种白细胞。

视频 外周血
正常白细胞
形态（一）

视频 外周血
正常白细胞
形态（二）

· 实际结果（形态学特点及绘图）

中性杆状核粒细胞：

中性分叶核粒细胞：

嗜酸性粒细胞：

嗜碱性粒细胞：

淋巴细胞：

单核细胞：

· 结果分析

学习评价

· 自我反思及收获

· 教师评价

拓展与自测

1.简述正常白细胞形态中各种颗粒的形态学特点。

2.如何辨别单核细胞和淋巴细胞?

....

....

职业能力 3-3-2 异常白细胞形态检查

>> **学习目标**

掌握外周血中各种异常的白细胞形态。

实践内容

用普通光学显微镜直接观察经瑞氏染色后血涂片上的白细胞,从细胞大小、细胞核、细胞质、颗粒的颜色及有无等多方面观察细胞,能够识别异常形态。

实践器材、试剂、标本

1.**实践器材** 显微镜、擦镜纸。

2.**试剂** 镜油、二甲苯。

3.**标本** 染色良好的血涂片。

实践训练

1.**低倍镜观察** 低倍镜观察全片,对细胞分布、数量、染色情况做初步估计。

2.**油镜观察** 滴加镜油1滴,在油镜下对白细胞从细胞大小、细胞核、细胞质等多方面做认真仔细观察,辨认异常白细胞形态改变的类型。

视频 中性粒细胞异常形态

3.**计算毒性指数** 观察100个或200个中性粒细胞,记录有病理变化的中性粒细胞数量,计算毒性指数。

$$毒性指数 = \frac{有中毒颗粒的中性粒细胞数}{计数的中性粒细胞数}$$

4.**报告方式** 直接报告白细胞的形态变化及异常白细胞形态改变的类型。

质量要求

1.**标本** 血涂片染色良好,白细胞分布均匀,细胞核、质容易辨认。

2.**显微镜检查** 按一定的方向和顺序对见到的白细胞逐个进行辨认。

视频 异常淋巴细胞形态

3.其他　在血涂片染色偏碱或染色时间过长时，可能会将中性颗粒误认为中毒颗粒，应注意观察全片各种细胞的染色情况。

实践结果

· 预期结果

快速、准确识别白细胞异常形态。

· 实际结果（形态学特点及绘图）

中性粒细胞异常形态：

淋巴细胞异常形态：

· 结果分析

学习评价

· 自我反思及收获

· 教师评价

拓展与自测

如何区别含中毒颗粒的中性粒细胞与嗜碱性粒细胞？

项目 4　血小板检验

>> 学习目标
1. 掌握显微镜法血小板计数的原理。
2. 能够按步骤进行血小板计数。

实践内容

血液按一定比例稀释和破坏红细胞后，混匀充入血细胞计数板内，在显微镜下计数一定范围内的血小板数量，经换算求出每升血液中血小板的数量。

实践器材、试剂、标本

1. **实践器材**　小试管、0.5ml 吸管、洗耳球、微量吸管、乳胶吸头、改良牛鲍氏计数板、显微镜。
2. **试剂**　血小板稀释液。
3. **标本**　EDTA-K_2 抗凝静脉血或末梢血。

实践训练

1. **加稀释液**　准确吸取稀释液 0.38ml，置于清洁小试管中。
2. **采血与稀释**　用清洁干燥微量吸管取末梢血或抗凝血 20μl，擦去管尖外的余血，置于稀释液中，立即轻轻混匀。
3. **充池**　用微量吸管将混匀的血小板悬液 10μl 左右充入计数池，静置 10~15 分钟，使血小板充分下沉。
4. **计数**　用高倍镜计数中央大方格的四角和中央共 5 个中方格内血小板数量。
5. **计算**　血小板数 $/L = N \times 5 \times 10 \times 20 \times 10^6 = N \times 10^9/L$

N：5 个中方格内数得的血小板数。

×5：将 5 个中方格血小板数换算成 1 个大方格血小板数。

×10：将 1 个大方格血小板数换算成 1μl 血液内血小板数。

×20：血液的稀释倍数。

$\times 10^6$：由 1μl 换算成 1L。

6.结果报告 XX×10^9/L。

质量要求

1.患者 检查前,患者应避免服用含有阿司匹林及其他抗血小板药物。

2.器材 所用器材必须洁净、无灰尘污染,计量器材必须标准、合格。

3.试剂 定期检查稀释液的质量,确保稀释液在有效期内,如有必要可将稀释液空白计数,计数值为零时方可充池计数。

4.操作

(1)采血:毛细血管采血时,针刺应达3mm深,使血液流畅。拭去第1滴血后立即取血,以防血小板聚集和破坏。如果同时做白细胞和血小板计数时,应先取血做血小板计数。

(2)混匀:血液加入血小板稀释液内要轻轻混匀,不可过度振荡,以免血小板破坏、聚集或有气泡,引起计数误差。

(3)充池:血小板悬液充入计数池内需要静置10~15分钟,使血小板完全下沉后再计数。但应注意保持湿度,避免水分蒸发而影响计数结果。血小板如成簇分布,应重新采血复查。溶血欠佳时,应更换稀释液或用200倍稀释法计数整个中间大方格内的全部血小板数,最后计算出每升血液中的血小板数量。

(4)计数:①计数时光线不可太强,注意微有折光性的血小板与尘埃等的鉴别,附着在血细胞旁的血小板也要注意,不要漏数;②如果血小板悬液充入计数池后时间较长,血小板会失去光泽而不易辨认,因此应掌握好计数时间,应在1小时内计数完毕,否则结果偏低;③每份标本最好计数2次,若计数差在10%以内,取其均值报告。若计数差大于10%,应作第3次计数,取2次相近结果的均值报告。

实践结果

·参考区间

(125~350)×10^9/L。

·实际结果

·结果分析

学习评价

·自我反思及收获

·教师评价

拓展与自测

1.简述血小板计数的简易流程。

2.如果血小板计数过程中，出现很多血小板聚集现象，你该如何处理?

学习任务 4-2　血小板形态学检查

▶▶学习目标

　　掌握血小板的正常和异常形态。能够快速、准确识别血小板，判断其大小、聚集性、胞质特征、颗粒特征。

实践内容

　　用普通光学显微镜直接观察经瑞氏染色后血涂片上的血小板，从血小板的大小、形状、聚集性和分布情况等多方面观察血小板，能够识别血小板的异常形态。

实践器材、试剂、标本

1.实践器材　显微镜、擦镜纸。
2.试剂　镜油、二甲苯。
3.标本　染色良好的血涂片。

实践训练

1.低倍镜观察　低倍镜观察全片，对细胞分布、数量、染色情况做初步估计。

2.油镜观察　滴加镜油1滴，在油镜下从血小板的大小、形状、聚集性和分布情况等多方面观察血小板。

3.报告方式　报告血小板的形态特点、大小、聚集性、胞质、颗粒。

质量要求

1.标本　血涂片染色良好，细胞分布均匀。

2.显微镜检查　按一定的方向和顺序对见到的血小板进行辨认与观察。

实践结果

·参考区间

血涂片用瑞氏染液染色后，血小板在血涂片上散在或成簇分布；正常血小板呈两面微凸圆盘状，直径为2~4μm，新生血小板体积略大，圆形、椭圆形或不规则形；胞质淡蓝色或紫红色，中心部位有细小、分布均匀的紫红色颗粒。

图　正常形态
血小板

·实际结果（形态学特点及绘图）

血小板正常形态：

_____

_____

血小板异常形态：

_____

_____

·结果分析

_____

_____

学习评价

·自我反思及收获

_____

_____

·教师评价

_____

_____

拓展与自测

1.简述正常血小板形态，请从形状、大小、聚集性、胞质特征、颗粒特征分别描述。

2.什么是血小板卫星现象？

项目 5　血液分析仪的使用及结果分析

学习目标

掌握三分群型血液分析仪的原理、操作方法、结果分析、注意事项及参数的临床应用。

实践内容

原理：以电阻抗型仪器为例。

1.细胞计数　定量血液经等渗电解质溶液（稀释液）按一定比例稀释，由于血细胞（包括血小板）相对于电解质是电的不良导体，当血细胞通过仪器的微孔管时，每个细胞均取代等体积的电解质溶液形成短暂的电阻变化，从而产生一个电压的脉冲变化。脉冲数量相当于细胞个数，脉冲大小与细胞体积呈正相关。数据经计算机处理后，得出各类血细胞浓度、体积均值、变异系数、占全血体积的百分比等参数和体积分布直方图。

2.血红蛋白（Hb）测定　大多数仪器采用十二烷基硫酸钠–Hb（SDS–Hb）法测定血红蛋白。被稀释的血液中加入溶血转化液后释放出血红蛋白，与其中的十二烷基硫酸钠（SDS）结合形成血红蛋白衍生物，特定波长下测定的光密度值大小与液体中血红蛋白的含量成正比，通过计算得出全血中血红蛋白浓度。SDS–Hb与HiCN吸收光谱相似，能满足实验的精确性、准确性要求。

3.白细胞分群　标本中加入特定的溶血剂，红细胞溶血的同时使白细胞膜表面产生小孔，细胞失水而皱缩，皱缩后的细胞大小是细胞核与胞质中颗粒成分及细胞膜的总和，并使各种类型的白细胞之间的体积差异增大，便于各种白细胞的分群。血液分析仪根据改造后细胞体积的大小，将范围为35~450fl的白细胞分成大、中、小3个群体（表5-1），并显示出体积分布直方图。根据各群面积占总体面积的比例，计算出白细胞各亚群的百分率和绝对值。

图 电阻抗法
血细胞计数
原理

表5-1 电阻抗型血液分析仪的白细胞三分群特性

细胞群（区）	体积（fl）	主要细胞	脱水后特点
小细胞群（区）	35~90	淋巴细胞	单个核细胞，核小，无颗粒或偶有颗粒，细胞小
中等大小细胞群（区）	90~160	单核细胞、嗜酸性粒细胞、嗜碱性粒细胞、幼稚细胞	单个核细胞或核分叶少，颗粒小、稀疏，细胞中等大小
大细胞群（区）	>160	中性粒细胞	核分叶多，颗粒多，细胞大

4.参数 通过计算得出（表5-2）。

表5-2 电阻型血液分析仪计算参数

参数英文名称	参数中文名称	测定原理或计算公式	报告单位
HCT	血细胞比容	$RBC \times MCV$	%或L/L
MCH	平均红细胞血红蛋白含量	HGB/RBC	pg
MCHC	平均红细胞血红蛋白浓度	HGB/HCT	g/L
RDW	红细胞体积分布宽度	红细胞体积变化的CV值	%（CV）,fl（s）
HDW	血红蛋白浓度分布范围，用s表示	红细胞内Hb变化的标准差	g/L
PCT	血小板比容	$PLT \times MPV$	%或L/L
PDW	血小板体积分布宽度	血小板体积变化的CV值	%
PLCR	体积≥12fl的血小板比率	≥12fl的血小板数/血小板总数	%

实践器材、试剂、标本

1.实践器材 全自动或半自动三分群血液分析仪。

2.试剂 血液分析仪配套试剂及全血质控物等。

3.标本 EDTA-K_2抗凝静脉血。

实践训练

1.标本准备

（1）抗凝静脉血：EDTA-K_2抗凝静脉血适合各类血液分析仪。

（2）外周血：适合预稀释半自动血液分析仪或婴幼儿采血，将血液加入定量稀释液的测量杯中，严格掌握溶血剂用量及溶血时间，尽快测定分析。另推制一张外周血涂片备用。

2.准备仪器

（1）开机前准备：按仪器说明检查稀释液、溶血液和废液瓶等装置的连接和通信接口。

（2）开启电源：仪器开始自检过程。

（3）检测空白本底：自检通过后仪器充液进行空白本底测试，空白测试符合仪器说明书的要求后进行下一步操作。

3.测定质控物　使用仪器配套的高、中、低值全血质控物测试仪器，其结果应在质控物所标示靶值的 $\pm 2s$ 之内。质控物测定结果要记录于专用登记本上。如果仪器有质控功能，根据操作的菜单提示在质控子菜单下测定质控物，结果将自动记录于质控文件内，并绘出质控图。

4.测定血液标本　充分混匀血液标本或预稀释样品，按进样键，仪器吸样后自动完成各项测试，屏幕显示并打印出各项参数、直方图和报警（符号或文字）。

5.结果报告

（1）参数：①白细胞参数包括白细胞总数，大、中、小三群细胞的百分比和绝对值；②红细胞参数包括红细胞、血红蛋白的各类定量参数；③血小板参数包括数量、体积等。

（2）直方图：红细胞、白细胞和血小板直方图。

（3）报警：如果标本有异常，包括数量、分类以及仪器故障，报告单上会有相应符号或"flag"提示，参阅每台仪器的说明书。

质量要求

1.环境要求　血液分析仪属高精度设备，室内温度应保持在15~25℃，相对湿度应＜80%。防止电磁波干扰，不能使用磁饱和稳压器，仪器应有良好的接地装置。

2.抗凝剂　使用ICSH推荐的EDTA-K_2，终浓度为1.5~2.0mg/ml血。不能使用肝素抗凝，肝素影响白细胞和血小板的测定。

3.采血要求　操作顺利，抗凝迅速而且完全，标本中不能有小凝块和纤维蛋白丝。特别是末梢血标本，血液的采集和稀释过程是影响数据准确性的重要因素。

4.特殊标本　①肝病患者和新生儿的红细胞对溶血剂有很强的抵抗作用，可导致白细胞计数结果假性偏高和血红蛋白测定结果假性偏低；②高白细胞标本，应校正红细胞测定值，同时过多的白细胞也会干扰血红蛋白测定的光密度，影响血红蛋白结果。

5.稀释液、溶血液　最好使用与仪器型号对应的原装试剂，兼容试剂使用前要进行比对试验，所有试剂要在有效期内使用。

6.测试要求　标本应于4小时内在血液分析仪上测试完毕，其间血液标本置于室温，不宜在冰箱保存，原因是低温会使血小板计数值降低。测定过程中仪器有故障报警时应查找原因，消除警告后重新测试。有提示信息时要注意提示内容，具体分析所测数据是否可用。

7.仪器要求　要熟悉仪器性能，严格按照操作手册进行操作和维护、保养。新安装的或维修过的旧仪器一定要进行校准和性能评价后才可用于临床样本分析。

8.质量控制要求　开展室内质控，定期参加室间质评或实验室间能力比对试验。室内质控频度至少每日一次，标本量大的实验室可依一定标本量间隔适度增加，否则一旦血液分析仪出现问题可能造成整批标本结果错误。

9.结果分析

（1）白细胞结果：①白细胞直方图：仅能作为"正常"和"异常"标本的初筛和提示，并无诊断意义。分析白细胞直方图还有助于判断白细胞计数是否受到其他因素的干扰和影响，如红细胞破坏不完全、血小板聚集成团等，此时会造成白细胞值假性偏高。②根据仪器原理，白细胞三分群仅是粗略分类，识别的是"改造"以后的细胞，不能和外周血真实白细胞相吻合，因此三分群血液分析仪的白细胞分群结果不能等同于白细胞分类，白细胞分类需进行人工镜检，同时注意观察细胞形态变化。

图 红细胞直方图

（2）红细胞结果：红细胞检测结果有助于分析红细胞性质、状态和红细胞疾病的诊断。①MCV和RDW：两个参数相结合作为贫血的分类依据，可将贫血分为6种类型（表5-3）。②红细胞直方图：有助于贫血的诊断（如缺铁性贫血、巨幼细胞贫血和铁粒幼细胞性贫血）及疗效观察。分析红细胞直方图时应注意观察直方图峰的位置、峰底开口宽度、峰顶形状及有无双峰现象。③红细胞参数和直方图不能完全代替显微镜下对红细胞形态和细胞内容物的观察。

图 红细胞体积分布宽度示意图

表5-3　贫血的RDW和MCV分类

MCV	RDW	分类	意义
减低	正常	小细胞均一性	轻型β-珠蛋白生成障碍性贫血
减低	升高	小细胞不均一性	缺铁性贫血、HbH病
正常	正常	正细胞均一性	慢性病性贫血、再生障碍性贫血、白血病
正常	升高	正细胞不均一性	骨髓纤维化、铁粒幼细胞性贫血
升高	正常	大细胞均一性	骨髓增生异常综合征、再生障碍性贫血
升高	升高	大细胞不均一性	巨幼细胞贫血、恶性贫血

（3）血小板结果：血小板参数对判断血小板成熟度、骨髓产生血小板能力和血小板相关疾病的诊断有一定帮助。①MPV：其参考区间随血小板数目不同而有规律

的变化，原则上呈负相关趋势，即血小板数越低，MPV 的参考区间的数值越大。由于 MPV 参考区间不固定，PCT 的参考范围也不固定，这些参考范围的确定需结合血小板数目多少考虑。MPV 与 PDW 联合检测的临床意义见表 5-4。②血小板直方图：有助于血小板计数的质量控制，如血小板聚集、小红细胞或细胞碎片干扰等。对于与正常血小板直方图不能拟合的标本，一定要显微镜镜检，分析原因。因抗凝不当引起的血小板聚集，要重取标本测定。

图 血小板直
方图

表5-4　MPV与PDW检测的临床意义

PDW	MPV	临床意义
增高	正常	原发性血小板增多症、反应性血小板增多症
减低	减低	巨幼细胞贫血
增高	增高	粒细胞白血病、特发性血小板减少性紫癜
减低	增高	再生障碍性贫血

实践结果

·预期结果

熟练、顺利、准确、按规范完成三分群血液分析检测。

·实际结果

_____

_____

·结果分析

_____

_____

学习评价

·自我反思及收获

_____

_____

·教师评价

_____

_____

拓展与自测

简述三分群血液分析检测的简易流程。

学习任务 5-2　五分类血液分析仪的使用及结果分析

▶▶ 学习目标

理解五分类血液分析仪的原理，熟悉其操作方法、结果分析及参数的临床应用。

实践内容

原理如下。

1. 细胞计数及体积测定　同三分群血液分析仪。

2. 血红蛋白测定　同三分群血液分析仪。

3. 白细胞五分类计数　白细胞五分类原理比较复杂，不同型号的仪器所采用的技术也不尽相同（表5-5），但目的都是尽可能精确地把5种类型白细胞分离开。

图 多角度激光散射法白细胞五分类原理

表5-5　白细胞五分类计数原理

方法	原理
多角度激光散射法	前向散射光：反映细胞体积大小（WBC/BASO通道） 侧向散射光：反映细胞内含物的多少和性质，特别是细胞核/质复杂程度和颗粒（DIFF及WBC/BASO通道） 侧向荧光强度：与细胞内DNA和RNA的含量有关（DIFF通道）
容量、电导、光散射（VCS）分类法	V：利用电阻抗法测量细胞体积 C：电导性测量细胞核、核质比、细胞内颗粒大小和密度 S：光散射区别细胞颗粒的构型和颗粒质量
阻抗和射频法	（1）Neu：溶解、萎缩Neu以外的所有细胞，然后计数 （2）Bas：溶解、萎缩其他细胞得到Bas数量 （3）Lym、Mon、粒细胞（包括N、E、B）：采用电阻抗和射频联合检测 （4）幼稚细胞：基于幼稚细胞膜上脂质比成熟细胞少的特征检测
多角度偏振光散射分类法（MAPSS）	（1）0°前角光散射，粗略测定细胞大小 （2）10°狭角光散射，测细胞结构及其复杂性相对指征 （3）90°垂直光散射，主要对细胞内部颗粒和细胞分叶进行测量 （4）90°偏振光散射，将嗜酸性粒细胞从中性粒细胞和其他细胞中分离出来
光散射与细胞化学联合分类法	（1）过氧化物酶染色：过氧化物酶活性依次为：E＞N＞M＞L、B（无酶活性） （2）光散射：细胞体积大小 （3）特殊的嗜碱性粒细胞稀释液处理，计数嗜碱性粒细胞

4.网织红细胞计数与分类　荧光染料（如吖啶橙、哌若宁–Y、噻唑橙、碱性槐黄O）能与网织红细胞内的RNA结合，单个细胞流通过特定波长的检测激光束时发出荧光，根据发荧光细胞的数量可精确测定网织红细胞占成熟红细胞的百分率（Ret%）。用激发的荧光强度（反映细胞内RNA的含量）和前向散射光强度（反映细胞大小）分别作为x轴和y轴两个变量描记二维坐标散点图，由此坐标区分出标本中血小板、红细胞和网织红细胞的区域。根据荧光强度可将网织红细胞分成低荧光强度网织红细胞（LFR）、中荧光强度网织红细胞（MFR）和高荧光强度网织红细胞（HFR）3类。

实践器材、试剂、标本

1.**实践器材**　全自动五分类血液分析仪。
2.**试剂**　血液分析仪配套试剂等。
3.**标本**　EDTA–K$_2$抗凝静脉血。

实践训练

开机准备、质控品测定、标本测定的操作基本同三分群血液分析仪，五分类血液分析仪的报告内容更加丰富，白细胞分类图形显示为更直观的散点图，有些仪器还能显示网织红细胞参数和分类图形。

质量要求

1.**结果分析**
（1）白细胞：①五分类血液分析仪的检测结果也只能当作一种过筛手段，不能取代手工显微镜下分类。2005年，著名血液检验专家Berend Houwen提出了显微镜复检的41条建议性标准，各实验室应结合自身情况修订并执行。②白细胞分类散点图：不同型号血液分析仪所用原理、试剂、测试细胞的组合方式均不一致，所绘出的散点图也千差万别，但与直方图相比，散点图更为明确地显示出某类细胞的比例变化或有无异常细胞出现，进而在显微镜检查中投入更多精力关注这些变化，或在体检人群中筛选是否需要进一步做血涂片检查。
（2）红细胞：①直方图同三分群仪器。②网织红细胞：血液分析仪根据荧光强度，更加细致地将网织红细胞分为LFR、MFR、HPR 3部分，越早期的网织红细胞显示荧光越强，完全成熟红细胞没有荧光。
（3）血小板：直方图同三分群仪器。
2.**其他注意事项**　同三分群血液分析仪。

实践结果

·预期结果

能熟练、顺利、准确、按规范完成五分类血液细胞分析检测。

·实际结果

·结果分析

学习评价

·自我反思及收获

·教师评价

拓展与自测

简述五分类血液分析仪检测的简易流程。

项目6　血栓与止血一般检验

职业能力 6-1-1　血浆活化部分凝血活酶时间测定

>> 学习目标

　　1.能进行血浆活化部分凝血活酶时间（APTT）测定。

　　2.能区分操作时间的误差对测定结果的影响。

实践内容

　　1.使用试剂对APTT进行手工法测定。

　　2.**原理**　APTT是在体外满足内源性凝血全部条件后的血浆凝固所需的时间。在37℃条件下，以白陶土激活因子XII，以脑磷脂代替血小板提供凝血的催化表面，再加入适量的Ca^{2+}即可满足内源性凝血的全部条件。测定从加入Ca^{2+}到血浆凝固所需的时间即为APTT。

实践器材、试剂、标本

　　1.**实践器材**　水浴箱、试管、试管架、吸样枪、吸头、离心机、秒表。

　　2.**试剂**　APTT试剂（商品试剂）、25mmol/L氯化钙溶液、正常参比血浆（商品试剂）。

　　3.**标本**　枸橼酸钠抗凝静脉血。

实践训练

　　1.**分离乏血小板血浆**　将标本以3000r/min离心10分钟，分离血浆。

　　2.**平衡温度**　将正常参比血浆置于室温下静置15分钟以上，充分混匀。

　　3.**温浴**　将25mmol/L氯化钙溶液于37℃水浴中温浴3分钟。

　　4.**参比血浆APTT测定**　试管中加入正常血浆和APTT试剂各0.1ml，混匀，37℃水浴中温浴3分钟，期间轻轻振荡数次。再加入温浴至37℃的25mmol/L氯化钙溶液0.1ml，立即混匀并开始计时，并置于水浴中不断振荡。约30秒时，不时地缓慢倾斜试管，观察试管内液体的流动状态，当液体停止流动时停止计时，记录时间（秒）。重复该步骤2~3次，取其平均值，即为APTT值。

5.待检血浆APTT测定 取待检血浆参照步骤4的操作方法测定其APTT值。

6.报告方式 待检血浆APTT XX秒；正常参比血浆APTT XX秒。

质量要求

1.需在37℃预温后进行此反应，温度偏高或偏低均会造成结果不准。

2.准确读取试管内液体停止流动的时间。

3.采血后应尽快检测标本，最迟不超过2小时，放置过久有凝固时间缩短的倾向。

4.抗凝剂与血液比例（1∶9）应准确，离心条件要确保以3000r/min离心10分钟。

5.血浆加APTT试剂后的温浴时间不得少于3分钟，时间过短会使APTT延长。

实践结果

· 参考区间

每个实验室应建立所用测定方法相应的参考区间。通常：男性31.5~43.5秒；女性32~43秒。超过正常对照10秒以上有临床意义。

· 实际结果

_____

_____

· 结果分析

_____

_____

学习评价

· 自我反思及收获

_____

_____

· 教师评价

_____

_____

拓展与自测

简述活化部分凝血活酶时间测定的简易流程。

....

....

职业能力 6-1-2　血浆凝血酶原时间测定

▶▶ 学习目标

1. 能进行血浆凝血酶原时间（PT）测定。
2. 能区分操作时间的误差对测定结果的影响。

实践内容

1. 使用试剂对PT进行手工法测定。

2. **原理**　PT是在体外满足外源性凝血全部条件后的血浆凝固所需的时间。在抗凝血浆中加入过量的组织凝血活酶和Ca^{2+}，使凝血酶原转化为凝血酶，后者使纤维蛋白原转变为纤维蛋白。测定从加入Ca^{2+}到血浆开始凝固所需时间，即为PT。

实践器材、试剂、标本

1. **实践器材**　水浴箱、试管、试管架、吸样枪、吸头、离心机、秒表。

2. **试剂**　25mmol/L氯化钙凝血活酶试剂（商品试剂）、正常参比血浆（商品试剂）。

3. **标本**　109mmol/L枸橼酸钠抗凝静脉血（抗凝剂与血液之比为1∶9）。

实践训练

1. **采血并分离血浆**　同APTT测定。

2. **平衡温度**　将冻干保存的PT商品试剂置室温15分钟。

3. **温浴**　将正常参比血浆、待检血浆和氯化钙组织凝血活酶溶液置于37℃水浴中温浴5分钟。

4. **参比血浆PT测定**　取小试管1支，加入正常参比血浆0.1ml，37℃水浴预温30秒，再加入经预温的氯化钙组织凝血活酶溶液0.2ml，立即混匀并启动秒表。不断轻轻倾斜试管，记录至液体停止流动所需要的时间，重复此步骤2~3次，取平均值，即为PT值。

5.待检血浆PT测定　取待检血浆参照步骤4的操作方法测定其PT值。

6.报告方式

（1）以直接测定的时间（PT）报告：同时报告正常参比血浆PT。

（2）以PT比值（PTR）报告：PTR=待检血浆PT/正常参比血浆PT。

（3）以国际标准化比值（INR）报告：INR=PTR^{ISI}。

质量要求

1.准确读取试管内液体停止流动的时间。

2.采血过程顺利，否则可激活凝血因子，静脉压迫时间过长可引起局部纤溶活化。血液样本应无溶血、黄疸、脂血或血凝块等现象。

3.抗凝剂与血液比例（1∶9）应准确，离心时确保以3000r/min离心10分钟。

4.测定方法应规范，先测定正常参比血浆的PT，结果在正常允许范围内才测定待检者血浆，所有标本均做2~3次测定，结果相差应小于5%。

实践结果

·参考区间

每个实验室应建立所用测定方法相应的参考区间。

（1）PT：成人11~13秒，新生儿延长2~3秒，早产儿延长3~5秒；待检者的测定值较正常对照延长超过3秒以上有临床意义。

（2）PTR：0.85~1.15。

（3）INR：口服抗凝剂治疗不同的疾病需不同的INR，临床常将INR 2~4作为口服抗凝剂治疗的适用范围。

·实际结果

....

....

·结果分析

....

....

学习评价

·自我反思及收获

....

....

· 教师评价

拓展与自测

简述血浆凝血酶原时间测定的简易流程。

职业能力 6-1-3 血浆凝血酶时间测定

▶▶ 学习目标

1.能进行血浆凝血酶时间（TT）测定。
2.能区分操作时间的误差对测定结果的影响。

实践内容

1.使用试剂对TT进行手工法测定。

2.**原理** 37℃条件下，于待检血浆中加入凝血酶溶液后，直接将血浆中纤维蛋白原转变为纤维蛋白，观察血浆凝固所需的时间，即为TT。

实践器材、试剂、标本

1.**实践器材** 一次性塑料注射器、压脉带（止血带）、碘伏、消毒棉球或棉签、硅化玻璃试管或塑料管、试管架、离心机、移液枪、吸头、秒表、水浴箱。

2.**试剂** ①109mmol/L枸橼酸钠溶液，或109mmol/L枸橼酸钠抗凝管。②蒸馏水。③TT试剂（凝血酶试剂）：分液体、干粉试剂两种。④配套质控品：为冻干血浆，分正常值、高值两种。⑤正常对照血浆（正常参比血浆）：为正常人混合冻干血浆。

3.**标本** 枸橼酸钠抗凝静脉血。

实践训练

1.**采血并分离血浆** 同APTT测定。

2.**溶解TT试剂及冻干血浆** 干粉试剂、冻干血浆从冰箱取出，平衡至室温20~25℃，按照说明书的要求加入蒸馏水溶解，混匀，室温静置15分钟。

3.温育　将TT试剂、质控品血浆、正常对照血浆、待测血浆，置于37℃水浴箱中温育5分钟。

4.测定质控品血浆TT

（1）加标本：取试管一支，加入质控品血浆0.1ml，37℃水浴预温3秒。

（2）加试剂计时：于试管中加入预温至37℃的TT试剂0.1ml，混匀并立即计时。

（3）观察结果：不断地以小角度（约30°）倾斜试管，观察到试管内液体出现凝固时，停止计时，记录时间。

（4）重复测定1次，取其平均值。

5.测定正常对照血浆TT　参照步骤4测定其TT。

6.测定待测血浆TT　参照步骤4测定其TT。

7.结果报告　试管法：待测血浆TT XX.X秒；正常对照血浆TT XX.X秒。

质量要求

1.试剂　由于每次使用的TT试剂其凝血酶活性可能存在差异，故使用每批次TT试剂测定时需要有正常参比血浆对照。

2.标本　肝素或EDTA-Na$_2$抗凝血浆不宜做本试验。

3.鉴别试验　甲苯胺蓝可中和肝素和类肝素抗凝物质，故凝血酶时间延长被甲苯胺蓝纠正，可认为存在肝素或类肝素物质。

4.其他　同APTT测定。

实践结果

·参考区间

16~18秒。超过正常对照3秒以上为异常。

·实际结果

·结果分析

学习评价

·自我反思及收获

· 教师评价

拓展与自测

简述血浆凝血酶时间测定的简易流程。

职业能力 6-1-4　血浆纤维蛋白原测定

>> 学习目标

1. 能进行血浆纤维蛋白原（Fg）的测定（Clauss法）。
2. 能区分操作时间的误差对测定结果的影响。

实践内容

1. 使用试剂对Fg进行手工法测定。

2. **原理**　在待检稀释的血浆中加入足量的凝血酶，使血浆中的Fg转变成纤维蛋白，血浆凝固，其血浆凝固时间与Fg含量呈负相关；以Fg含量一定的国际标准品为参比血浆，测定其对应的凝固时间，制作标准曲线；通过标准曲线，可以得到待检血浆中Fg含量。

实践器材、试剂、标本

1. **实践器材**　一次性塑料注射器、压脉带（止血带）、碘伏、消毒棉球或棉签、硅化玻璃试管或塑料管、试管架、离心机、移液枪、吸头、秒表、水浴箱。

2. **试剂**　①109mmol/L枸橼酸钠溶液，或109mmol/L枸橼酸钠抗凝管。②蒸馏水。③Fg试剂（含凝血酶）：多为干粉试剂。④Fg参比血浆：为正常人混合冻干血浆。⑤配套质控品：为冻干血浆，分正常值、低值两种。⑥巴比妥缓冲液（BBS）：取巴比妥钠5.875g，氯化钠7.335g，溶于750ml蒸馏水中，加入0.1mol/L盐酸215ml，调节pH至7.35，加水至1000ml。

3. **标本**　枸橼酸钠抗凝静脉血。

实践训练

1. 采血并分离血浆　同APTT测定。

2. 溶解Fg试剂及冻干血浆　干粉试剂、参比血浆、质控品血浆从冰箱取出，平衡至室温20~25℃，按照说明书的要求加入蒸馏水溶解，混匀，室温静置15分钟。

3. 制备标准曲线

（1）稀释参比血浆：用BBS将溶解后的参比血浆分别按1∶5、1∶10、1∶15、1∶20、1∶40稀释，计算出各稀释倍数的Fg浓度（g/L）。

（2）加标本并温育：取不同浓度的参比血浆0.2ml于试管中，置37℃水浴中温育2分钟。

（3）加试剂计时：于试管中加入Fg试剂0.1ml，混匀并立即计时。

（4）观察结果：不断地以小角度（约30°）倾斜试管，观察到试管内液体出现凝固时，停止计时，记录时间。

（5）重复测定1次，取其平均值。

（6）绘制标准曲线：以各稀释倍数的Fg浓度（g/L）为横坐标，凝固时间（s）为纵坐标，在双对数坐标纸上绘出标准曲线。

4. 检测待检血浆

（1）稀释待检血浆：将待检血浆用BBS进行10倍稀释。

（2）加标本并温育：取已稀释待检血浆0.2ml于试管中，置37℃水浴中温育2分钟。

（3）加试剂计时：于试管中加入Fg试剂0.1ml，混匀并立即计时。

（4）观察结果：不断地以小角度（约30°）倾斜试管，观察到试管内液体出现凝固时，停止计时，记录时间。

（5）重复测定1次，取其平均值。

（6）读取Fg浓度：根据凝固时间查标准曲线，可获得待检血浆Fg浓度。

5. 结果报告　X.XXg/L。

质量要求

1. 试剂

（1）Fg试剂：Fg试剂复溶后，置于4~8℃环境中可保存2天；使用不同批号的Fg试剂，应该重新制备标准曲线。

（2）参比血浆：凝血酶法对参比血浆要求高，必须保证冻干参比血浆的质量。

2. 操作

（1）乏血小板血浆制备：按照离心条件分离血浆，务必除去血小板。

（2）溶解Fg试剂及冻干血浆：干粉试剂、冻干血浆从冰箱取出，温度应先平衡至室温，加入蒸馏水的量要准确，溶解要充分。

（3）标本稀释：稀释倍数必须准确。

（4）结果观察：正确地倾斜试管并准确判断血浆凝固终点（纤维蛋白形成）是记录凝固时间的关键。

（5）重复测定：若2次测定的凝固时间相差大于0.5秒，则需要再测定1次，取2次结果的平均值。

（6）重新测定的标本：Fg含量高于4.0g/L或低于0.8g/L的血浆必须按适当比例进行稀释，并重新测定。例如凝固时间延长的标本，导致2次测定结果相差较大，可用1∶5的稀释血浆进行重新测定，其Fg实际浓度为测定结果除以2。

3.其他

（1）室内质控：在相同条件下，首先测定正常值、低值两种质控品，其结果在允许范围内，才能测定标本。

（2）分析结果：对于与临床诊断不符合的测定结果，必须使用其他测定方法复检。例如，当患者标本检测结果假性降低或测不出时，标本中存在异常纤维蛋白原、FDP和肝素、类肝素抗凝物质等，需用PT衍生法等方法检测。

实践结果

· 参考区间

成人2.00~4.00g/L，新生儿1.25~3.00g/L。

· 实际结果

_____

_____

· 结果分析

_____

_____

学习评价

· 自我反思及收获

_____

_____

· 教师评价

_____

_____

拓展与自测

简述血浆纤维蛋白原测定的简易流程。

项目 7　血型与输血检验

职业能力 7-1-1　盐水介质法

▶▶ 学习目标

1. 掌握盐水介质法 ABO 血型正、反定型的原理。
2. 能进行盐水介质法 ABO 血型正、反定型的操作。
3. 能独立完成盐水介质法 ABO 血型鉴定的结果判断。

实践内容

1. 内容　利用盐水介质法，进行 ABO 血型正、反定型。

2. 原理

（1）正定型：在室温条件下，用已知的 IgM 标准血清与被检红细胞生理盐水悬液反应，根据红细胞是否出现凝集来测定被检细胞膜上有无与血型抗体相对应的抗原；从而判断和鉴定待检者血型。

（2）反定型：用已知的标准 A、B、O 型红细胞与被检者血清反应，若出现凝集反应，则证明被检者血清中存在与该红细胞抗原相对应的天然 IgM 类血型抗体，以此反证被检者红细胞上抗原的型别。

实践器材、试剂、标本

1. 实践器材　小试管、载玻片、标记笔、蜡笔、滴管、台式离心机、显微镜等。

2. 试剂　生理盐水，抗 A、抗 B 试剂（单克隆抗体），2%~5% 的 A 型（Ac）、B 型（Bc）和 O 型（Oc）标准红细胞悬液。

3. 标本　静脉血。

实践训练

1.准备材料　取标本进行编号，2500r/min离心5分钟，取上层血浆于试管中，用于反定型实验；取下层压积红细胞于另一小试管中，用于制备红细胞悬液。红细胞悬液的配制方法，见表7-1。

表7-1　红细胞悬液的配制

红细胞浓度（%）	压积红细胞（μl）	盐水（ml）
1	50	4.0
2	50	2.0
5	50	0.8
10	50	0.4

2.试管法

（1）正定型

1）标记：取2支试管，分别标记抗A、抗B。

2）加抗体：分别在各管中加1滴相应抗A、抗B。

3）加待检红细胞悬液：将红细胞悬液轻轻混匀，用滴管在各管中分别加1滴待检2%~5%红细胞悬液，轻轻混匀。

4）离心：以3400r/min离心15秒。

5）观察结果：先观察上清液有无溶血，再用中指轻轻弹摇试管，边弹边观察红细胞浮起程度、有无凝集现象及凝集程度。如肉眼观察可疑凝集，取反应物于玻片上，用低倍镜观察。记录观察结果。红细胞凝集强度判断标准，见表7-2。

表7-2　试管法红细胞凝集程度的判断标准

判断标准	凝集强度
红细胞凝集成结实大凝块，背景清晰透明，无游离红细胞	4+
红细胞凝集成数个凝块，背景尚清晰，极少游离红细胞	3+
红细胞凝块分散成许多中、小凝块，背景稍混浊，周围可见到游离红细胞	2+
肉眼可见大颗粒，背景混浊，镜下较多凝集，有较多游离红细胞	1+
肉眼观察几乎无凝块或无数微小凝块，背景混浊，镜下可见大多数视野中有6~8个红细胞凝集在一起，有很多游离红细胞	±
镜下可见少数红细胞凝集，绝大多红细胞仍呈分散分布，凝集和散在红细胞混合	MF
轻摇试管，红细胞呈均匀悬液，镜下未见红细胞凝集，红细胞均匀分布	阴性

注：MF，混合外观凝集。

（2）反定型

1）标记：取3支小试管，分别标记Ac、Bc和Oc。

2）加待检血浆：于各管中分别加2滴待检者血浆。

3）加标准红细胞悬液：标准红细胞悬液使用前轻轻混匀，于标记试管中分别加入1滴和标记相对应的标准红细胞悬液，轻轻混匀。

4）离心：以3400r/min离心15秒。

5）观察结果：按照正定型方法进行结果观察。

（3）判断结果 结合正反定型结果，待检者红细胞ABO血型判断标准见表7-3。

表7-3 ABO血型正反定型结果判定表

抗体+待检者红细胞（正定型）		待检者血型	待检者血清（血浆）+标准红细胞（反定型）		
抗A	抗B		Ac	Bc	Oc
+	−	A	−	+	−
−	+	B	+	−	−
−	−	O	+	+	−
+	+	AB	−	−	−

注："+"为凝集或溶血，"−"为不凝集。

（4）报告结果：红细胞ABO血型鉴定：_____型（盐水介质试管法）。

3.玻片法（正定型）

（1）标记：取清洁玻片1块（或白瓷板1块），用蜡笔划成两个方格，标明抗A、抗B。

（2）加抗体：分别滴加抗A、抗B 1滴于相应的方格内。

（3）加红细胞悬液：用滴管加待检者10%红细胞悬液各1滴于方格内。

（4）观察结果：室温下，将玻片（或白瓷板）不断轻轻转动，使血清与细胞充分混匀，放置1~5分钟，观察有无凝集（或溶血）反应，结果可疑时用低倍镜观察结果，或用试管法重新试验。

（5）判断结果：按表7-3判断血型结果。

（6）报告结果：红细胞ABO血型鉴定：_____型（盐水介质玻片法）。

图 ABO血型鉴定结果判定

动画 血型鉴定

质量要求

1.方法学评价 玻片法不适用于检验血清或血浆中ABO抗体，不适用于反定型，因此，该法一般用于初筛实验。试管法鉴定ABO血型时必须做正、反定型，两者结果一致才能报告结果。反定型意义在于：①能够复检正定型血型结果的准确性，纠正漏检、误报；②发现正定型难以发现的弱抗原亚型，如AB_2型，在正定型中因其B抗原较弱而常常被误定为A型；③能够纠正某些患者因疾病原因造成的红细胞抗原减弱所致的血型错误；④能够排除获得性抗原（如类B抗原）和冷凝集现象对红细胞定型的干扰；⑤发现一些亚型中的不规则抗体。

2.试剂　试剂从冰箱取出后应平衡至室温后再使用，用完后应立即放回2~8℃环境保存，防污染，并在有效期内使用。如抗体出现混浊或红细胞试剂出现变色、红细胞出现凝集或溶血，就不能再继续使用。标准红细胞配制，用3个健康人同型新鲜红细胞混合，用生理盐水洗涤，除去血清中的抗体及可溶性抗原，然后配成2%~5%的红细胞悬液。

3.操作

（1）一般应先加抗体（血浆或血清），后加红细胞悬液，以便核实是否漏加抗体（血浆或血清）；注意红细胞悬液与抗体（血浆）比例，滴管口径及加样（试剂）的倾斜度最好一致。

（2）离心能促进抗原和抗体的接触与结合，提高反应敏感性和缩短反应时间，但离心时间和速度应严格遵从操作规程，防止出现假阳性或假阴性结果。

4.反应温度、时间　IgM抗A和抗B与相应红细胞反应的最适温度为4℃，但为了防止冷凝集的干扰，一般在室温（20~24℃）进行试验，37℃可使反应减弱；反定型的凝集常常较弱，在凝集结果不明显时，室温放置5~15分钟可增强其凝集反应。4℃放置15~30分钟或酶处理红细胞均可增强反应。

5.结果观察　从离心套拿出试管时动作要轻，在观察结果前勿摇动试管；最好在日光灯下以白色为背景观察结果，注意上清液有无溶血，如发生溶血提示为强阳性反应，但也不排除其他原因引起溶血，应认真分析原因；反应弱凝集结果很难观察时必须用显微镜检查。

6.生物安全　所有血液样本以及与血液有接触的材料都视同传染性物质，操作时应按要求正确处理。

实践结果

·预期结果

熟练、顺利、准确、按规范完成盐水介质法ABO血型鉴定。

·实际结果

·结果分析

....

....

学习评价

·自我反思及收获

....

....

·教师评价

....

....

拓展与自测

1.简述盐水介质法血型鉴定的简易流程。

....

....

2.如果血型鉴定过程中出现正、反定型不一致的结果，你该如何处理？

....

....

职业能力 7-1-2　微柱凝胶介质法

▶▶ 学习目标

1.掌握微柱凝胶介质法 ABO 血型鉴定的原理。

2.能进行微柱凝胶介质法 ABO 血型鉴定的操作。

3.能独立完成微柱凝胶介质法 ABO 血型鉴定的结果判断。

实践内容

1.**内容**　利用微柱凝胶介质法进行 ABO 血型鉴定。

2.**原理**　凝胶具有分子筛效应和亲合效应，在微柱凝胶介质中红细胞抗原与相应的抗体结合，经低速离心，凝集的红细胞悬浮在凝胶上层，而未和抗体结合的红细胞则沉于凝胶底部（管底尖部）。试验在透明塑料卡上的凝胶管中进行。根据不同需要采用中性凝胶、特异性凝胶。在中性凝胶试验中，凝胶不含抗体，可用于检测 IgM 抗体和红细胞抗原的反应，主要用于 ABO 血型正反定型等；在特异性凝胶中含有特异性血型抗体，可用于血型抗原检测。

实践器材、试剂、标本

1.实践器材　微量加样器、一次性吸头、微柱凝胶专用水平离心机、记号笔。

2.试剂　特异性凝胶微卡（两孔分别含特异性抗 A、抗 B 抗体），抗 A、抗 B 分型血清、2%~3% 的 A 型、B 型试剂红细胞生理盐水悬液，生理盐水。

3.标本　静脉血。

实践训练

1.准备材料　按试剂说明书要求，配制要求浓度的待检者红细胞悬液。

2.标记、加红细胞悬液　用记号笔在微柱血型卡上标记标本号；按试剂卡说明书要求，用微量加样器在标签有抗 A、抗 B 的微柱反应腔中央内分别加一定量待检的红细胞悬液（正定型）；在标签有 A、B 红细胞的微柱反应腔中央内分别加一定量的 A、B 型红细胞悬液试剂（反定型）。

3.加血浆、离心　按试剂卡说明书要求，在标签有 A、B 红细胞的微柱反应腔中央内分别加一定量的待检血浆（反定型）；按试剂卡说明书要求在专用离心机水平离心。

4.观察结果　取出凝胶微柱卡，肉眼观察。①阳性：对照管细胞沉淀在管底，检测管凝集块在胶上或胶中。②阴性：质控管和检测管的红细胞均沉淀在管底。③试验失败：质控管红细胞在胶上或胶中，应重新试验。凝集强度判断见表 7-4。

5.判断结果　按表 7-3 判断血型结果。

6.报告结果　红细胞 ABO 血型鉴定：_____型（微柱凝胶血型卡法）。

表 7-4　红细胞凝集反应微柱凝集反应凝集强度结果判断

判断标准	凝集强度
红细胞全部在柱的上面凝集，并形成一个环形带	4+
发生凝集的大部分红细胞位于凝胶上半部分，少部分位于凝集中部	3+
发生凝集的大部分红细胞位于凝胶柱中部，柱的底部也可见到少量红细胞	2+
发生凝集的大部分红细胞位于凝胶柱下半部分，柱的底部也可见到一些红细胞	1+
大部分凝集红细胞在柱的底部形成一个粗制而非平整的红细胞的凝集带，凝集带上方有少量红细胞	±
少数凝集的红细胞位于柱上面，而绝大多数红细胞沉于柱底部	混合凝集
凝胶柱中液体出现明显红色	溶血反应
所有红细胞穿过凝胶颗粒间隙，沉积在柱的底部	阴性

质量要求

1.凝胶卡　中性凝胶卡可用于正、反定型，特异性凝胶卡只能用于正定型。

2.离心机　要准确校准离心参数。

**3.微柱中可以是凝胶颗粒，也可以是玻璃珠，同时还含有防腐剂叠氮钠、抗凝剂和增强剂等；卡中液体试剂的冷冻或蒸发都有可能影响未凝集红细胞通过凝胶颗粒而达到微柱底部；为避免试剂卡产生气泡，卡从冰箱取出后应平衡至室温才可使用；实验前检查凝胶卡封口是否完整，凝胶卡液面是否干涸（液面低于凝集），凝胶中是否有气泡，有上述情况则不能使用。

4.标本　血清标本应完全去除纤维蛋白，在血型血清学试验中血浆标本建议用EDTA-K2或枸橼酸盐抗凝；标本应新鲜（血液采集后2~8℃可保存7天），避免因细菌污染或红细胞破碎而引起假阳性。红细胞浓度按说明书要求。

5.操作　中性凝胶卡鉴定ABO血型时，先向反应腔内加入红细胞，后加血清（血浆）或抗体；加样量按试剂卡说明书要求（一般红细胞和血浆各加50μl，因为反应腔容积有限，加样不要太多）；加样时动作要轻，不要破坏凝胶面，抗体试剂或血浆要加在红细胞液面上。

6.假阳性　主要见于：①镰形红细胞和巨幼红细胞可致假阳性，因镰形红细胞变形能力降低，巨幼红细胞直径较大，两者均不易透过凝胶间隙；②严重感染的患者血中白细胞过多，堵塞了凝胶间隙，从而影响了红细胞的沉降，造成假阳性；③纤维蛋白原未完全除去的血清标本；④被污染的标本也可使红细胞浮于胶中或胶表面；⑤陈旧红细胞破碎，导致红细胞膜沉于胶中或胶表面，可造成弱阳性。

7.假阴性　主要见于抗体过少、抗原抗体比例不合适、离心力过大、漏加抗体等。

8.溶血反应　主要见于如下。

（1）实验操作错误或标本本身存在的问题：①低渗透压反应液；②温度过冷或过热；③被细菌等污染标本；④理化因素破坏红细胞。

（2）红细胞抗原抗体溶血反应：红细胞抗原抗体结合，可激活补体，破坏红细胞。

实践结果

·预期结果

熟练、顺利、准确、按规范完成微柱凝胶法ABO血型鉴定。

·实际结果

_____

_____

·结果分析

_____

_____

学习评价

·自我反思及收获

_____

_____

·教师评价

_____

_____

拓展与自测

1.简述微柱凝胶法血型鉴定的简易流程。

_____

_____

2.什么是中性凝胶卡？利用中性凝胶卡进行正定型检测时，操作流程上与特异性凝胶卡有哪些不同？

_____

_____

学习任务 7-2 RhD 抗原鉴定

▶▶ 学习目标

1.掌握盐水介质法测定红细胞表面D抗原的原理。

2.能进行盐水介质法D抗原检测的操作。

3.能独立完成RhD血型鉴定的结果判断。

实践内容

1.内容　利用盐水介质法，进行RhD抗原鉴定。

2.原理　单克隆IgM抗D试剂与红细胞上D抗原反应，在盐水介质中可直接产生肉眼可见凝集反应。

实践器材、试剂、标本

1.实践器材　小试管、记号笔、离心机。

2.试剂　生理盐水，单克隆IgM抗D试剂，RhD阳性、阴性RBC。

3.标本　静脉血，取压积红细胞配成2%~5%待检红细胞悬液。

实践训练

1.标记　取3支小试管，分别标记为待检管、阳性对照管、阴性对照管。

2.加试剂　各管加入1滴抗D试剂。

3.加红细胞悬液　在标记各管中分别对应加入1滴待检红细胞悬液、5%RhD阳性和阴性红细胞悬液，混匀。

4.离心　以3400r/min离心15秒（或按照试剂说明书要求进行）。

5.观测结果　轻摇试管，肉眼或镜检观察红细胞有无凝集。

6.判断结果　阳性管凝集，阴性管不凝集，待测管凝集为阳性，不凝集为阴性。

7.报告结果　红细胞Rh血型鉴定D抗原_____性（盐水介质法）。

质量要求

1.可以采用玻片法鉴定，红细胞浓度一般为30%~50%，反应2分钟后观察结果。

2.Rh定型主要鉴定D抗原，定型时应按抗D血清试剂的使用说明进行，并注意必须有严格的对照试验，包括阴性对照、阳性对照和试剂对照试验。

3.Rh血型系统的抗体多由后天免疫刺激（输血或妊娠）产生，不需做反定型试验，也不能通过反定型验证Rh血型。

4.待检红细胞与抗D试剂在盐水介质中（如玻片法、试管法）不凝集，应进行Rh阴性确认试验，一般使用3种以上IgG抗D试剂进行间接抗球蛋白试验。如3种IgG抗D试剂抗球蛋白试验的结果均为阴性，即可判定为Rh阴性，如果抗球蛋白试验有1种或1种以上的IgG抗D试剂的结果为阳性，即可判定为Rh阳性，则该个体为弱D表型。

5.部分弱D型个体经输注 D阳性红细胞后可能产生抗D抗体。所以受血者若为弱D型，应作Rh阴性处理，输注Rh阴性血液。供血者为弱D型者，其血液应作为Rh阳性血液。

实践结果

· 预期结果
熟练、顺利、准确、按规范完成盐水介质法RhD抗原鉴定。
· 实际结果

_____

· 结果分析

_____

学习评价

· 自我反思及收获

_____

· 教师评价

_____

拓展与自测

1.简述盐水介质法RhD抗原鉴定的简易流程。

_____

2.Rh血型系统中除D抗原外，还有哪些重要的抗原？如果检测这些抗原，应如何操作？

_____

学习任务 7-3　交叉配血试验

职业能力 7-3-1　聚凝胺介质配血法

> ▶ 学习目标
>
> 1. 掌握聚凝胺介质配血法的原理。
> 2. 能进行聚凝胺介质配血法的操作。
> 3. 能独立完成聚凝胺介质配血法的结果判断。

实践内容

1. 内容　利用聚凝胺介质配血法进行交叉配血试验。

2. 原理　聚凝胺分子是带有高价阳离子的多聚季铵盐，溶解后带有较多正电荷，可以中和红细胞表面负电荷，有利于红细胞凝集，低离子强度溶液也能降低红细胞的 Zeta 电位，可进一步增加抗原抗体间的吸引力。当血清中存在 IgM 或 IgG 类血型抗体时，与红细胞发生紧密结合，此时加入枸橼酸盐解聚液以消除聚凝胺的正电荷，IgM 或 IgG 类血型抗体与红细胞产生的凝集不会散开；如血清中不存在 IgM 或 IgG 类血型抗体，加入解聚液可使非特异性凝集消失。

实践器材、试剂、标本

1. 实践器材　小试管、记号笔、尖滴管、离心机、显微镜。

2. 试剂　聚凝胺试剂盒（商品试剂），由 3 部分组成：①低离子强度溶液（low ion strength solution，LISS 液）；②聚凝胺液；③重悬液。

3. 标本　受血者和供血者静脉血。

实践训练

1. 准备受血者标本

（1）制备受血者血清：取受血者标本，以 2500r/min 离心 5 分钟，分离血清，标记为 PS（patient serum）。

（2）配制受血者红细胞生理盐水悬液：配制受血者 2% 红细胞生理盐水悬液，

标记为PC（patient cell）。

2.准备供血者标本

（1）制备供血者血清：供血者标本，以2500r/min离心5分钟，分离血清，标记为DS（donor serum）。

（2）配制供血者红细胞生理盐水悬液：配制供血者2％红细胞生理盐水悬液，标记为DC（donor cell）。

3.盐水介质交叉配血

（1）标记试管：取小试管2支，分别标明主、次，即主侧配血管和次侧配血管。

（2）加血清：在主侧配血管加PS 2滴，在次侧配血管加DS 2滴。

（3）加红细胞盐水悬液：在主侧配血管加DC 1滴，在次侧配血管加PC 1滴，混匀。

（4）离心：以3400r/min离心15秒。

（5）观察结果：先观察试管上层液有无溶血，再斜持试管轻轻摇动，观察管底反应物有无凝集（必要时使用显微镜观察）。

4.加LISS液　在上述已加好反应物的试管中各加入LISS液0.6ml（约12滴），混匀，室温放置1分钟。

5.加聚凝胺液并离心　加聚凝胺2滴，混匀，以1000r/min离心1分钟，弃上清液，轻摇试管，观察管底红细胞凝集情况，若有凝集出现则操作继续，如果没有凝集出现则该试验无效。

6.加重悬液　向各管中分别加入重悬液1滴，轻摇试管，肉眼观察结果。

7.结果判断　加入重悬液后1分钟内，凝集消失为聚凝胺试验阴性，表明配血相合，可以输血。1分钟内凝集不消失为聚凝胺试验阳性，表明配血不相合，不可以输血。

8.结果报告

交叉配血试验（聚凝胺介质配血法）

受血者姓名：_____，ABO血型_____，Rh血型_____。

供血者姓名：_____，ABO血型_____，Rh血型_____。

受血者血清＋供血者红细胞：_____凝集_____溶血。

供血者血清＋受血者红细胞：_____凝集_____溶血。

结论：受血者×××与供血者×××配血_____。

动画 交叉
配血

质量要求

1.患者准备　配血前要严格查对患者姓名、性别、年龄、科别、床号及血型，确保标本准确无误，要复检受血者和供血者的ABO及Rh血型是否相符。

2.标本 标本要新鲜，防止污染。利用聚凝胺介质法时尽可能不用肝素抗凝血，如果用，需要多加1滴聚凝胺。肝素是大分子的阴离子物质，可以中和凝聚胺的阳离子，导致假阴性。

血清和血浆都可以用于交叉配血试验，血清优于血浆，因为血浆中含有的少量纤维蛋白（原），会影响结果的判断。不能使用溶血的标本，因血清中的游离血红蛋白可以掩盖抗原抗体反应引起的溶血，而且溶血后红细胞会释放过多的抗原物质，可以中和血清中的抗体而使凝集程度减弱。

3.器材 试验所用的各种器材要清洁、干燥，防止溶血。不能使用过期、无效试剂。

4.悬液制备 红细胞悬液制备时，红细胞要用生理盐水洗涤干净，防止血浆中的血型物质中和抗体。红细胞浓度要适当，与血清比例要适度。离心时间、速度要准确，比例不当、离心不足或过度离心会造成假阴性或假阳性。ABO血型系统IgM抗体的最适温度为4~22℃，如在37℃则凝集力下降，可造成假阴性。

5.其他

（1）观察结果要仔细，若不凝集要用显微镜证实，要注意特异性凝集与缗钱状形成的区别。结果判断时，若同型配血主、次侧出现溶血现象，均应判断为阳性结果，为配血不合。对配血过程中出现的凝集或溶血应仔细查找原因。登记结果和填发报告要仔细认真，查对无误后，才能发报告。

（2）新近或反复多次输血或妊娠可以引起自身抗体的出现，如果对患者的输血史或妊娠史不明，使用的标本必须在48小时内抽取。供血者红细胞应取自于血袋外部连接的密闭软管段中的血液，用生理盐水洗一次，不能重复或延长使用这些悬液。

（3）配血后，应将受血者和供血者的全部标本置于冰箱内2~8℃保存至输完血后至少7天，以备复查。

（4）盐水配血试验阴性但有反复输血史或妊娠史的患者，应再用聚凝胺介质法、抗球蛋白介质法或酶介质法进行交叉配血试验。患者在48小时内输入2000ml以上血液时需多个供血者，此时供血者之间也应进行交叉配血试验，以防止供血者之间血型不合及不完全抗体的存在，保证输血安全。如主侧试管凝集，应禁止输血，必须查找原因，另选血源。为确保输血安全，应输同型血。特殊情况下无同型血又必须输血时，可选择O型血输给AB、A及B型血的患者，或A、B型血输给AB型的患者。但必须主侧管无凝集和溶血现象、次侧有凝集但无溶血，方允许少量输入（不超过200ml），且供血者血清中抗A（抗B）效价要小于1：64。若有免疫性抗A（B）抗体则不能输血。

实践结果

· 预期结果

熟练、顺利、准确、按规范完成聚凝胺介质法交叉配血试验。

· 实际结果

· 结果分析

学习评价

· 自我反思及收获

· 教师评价

拓展与自测

1.简述聚凝胺介质法交叉配血试验的简易流程。

2.为什么交叉配血试验在盐水介质法后还需要进行聚凝胺介质配血法?

职业能力 7-3-2　微柱凝胶介质配血法

▶▶ 学习目标

1.掌握微柱凝胶介质配血法的原理。

2.能进行微柱凝胶介质配血法的操作。

3.能独立完成微柱凝胶介质配血法的结果判断。

实践内容

1.**内容** 利用微柱凝胶介质配血法进行交叉配血试验。

2.**原理** 将适量供血者红细胞和受血者血清、受血者红细胞和供血者血清加入微柱凝胶孔内，经37℃孵育后离心，如果红细胞上的抗原与相应的抗体发生凝集，体积大，不能通过凝胶，离心后红细胞凝集在凝胶表面或胶中；如果红细胞上的抗原与相应的抗体没发生凝集，体积小，能通过凝胶，离心后红细胞沉于微柱的底部。

实践器材、试剂、标本

1.**实践器材** 微量加样枪、一次性吸头、微柱凝胶专用水平离心机、记号笔。

2.**试剂** 特异性微柱凝胶检测卡（每管除含凝胶外，已加抗球蛋白抗体），生理盐水。

3.**标本** 受血者和供血者静脉血。

实践训练

1.**制备血清** 取受血者和供血者的血液标本，以2500r/min转速离心5分钟，分离上层受、供者血清。

2.**制备红细胞生理盐水悬液** 将受血者和供血者红细胞（不用洗涤）制备成2%红细胞盐水悬液。

3.**标记微管** 将微柱凝胶卡的微管做好标记，分别标明主侧和次侧。

4.**加血清和红细胞生理盐水悬液** 在主侧管中加入2%供血者红细胞生理盐水悬液50μl，受血者血清或血浆25μl；在次侧管中加入2%受血者红细胞生理盐水悬液50μl和供血者血清或血浆25μl。

5.**水浴** 加样后的微柱凝胶卡置37℃微柱凝胶孵育器中孵育15分钟。

6.**离心** 将卡放入微柱凝胶离心机中，以1000r/min转速离心10分钟。

7.**观察结果** 取出微柱凝胶卡后肉眼观察结果。

8.**结果判断** 同微柱凝胶介质法血型鉴定。

9.**结果报告**

交叉配血试验（微柱凝胶介质配血法）

受血者姓名：_____，ABO血型_____，Rh血型_____。

供血者姓名：_____，ABO血型_____，Rh血型_____。

受血者血清+供血者红细胞：_____凝集_____溶血。

供血者血清+受血者红细胞：_____凝集_____溶血。

结论：受血者×××与供血者×××配血_____。

质量要求

同微柱凝胶介质法血型鉴定和聚凝胺介质配血法。

实践结果

· 预期结果

熟练、顺利、准确、按规范完成微柱凝胶介质法交叉配血试验。

· 实际结果

· 结果分析

学习评价

· 自我反思及收获

· 教师评价

拓展与自测

1.简述微柱凝胶介质法交叉配血试验的简易流程。

2.为什么血型相同的供、受者，在输血前还要进行交叉配血试验？

学习任务 7-4　抗人球蛋白试验

职业能力 7-4-1　直接抗人球蛋白试验

> ▶▶ 学习目标
>
> 1. 掌握直接抗人球蛋白试验的原理。
> 2. 能进行直接抗人球蛋白试验的操作。

实践内容

1. 内容　利用试管法进行直接抗人球蛋白试验。

2. 原理　利用抗人球蛋白可与体内已被IgG抗体或补体致敏的红细胞产生凝集反应，用于检查红细胞膜上是否已被IgG抗体所致敏。常用于新生儿溶血病、溶血性输血反应、自身免疫性溶血性贫血以及药物诱导产生的自身抗体的检测。

实践器材、试剂、标本

1. 实践器材　小试管、小滴管、刻度吸管、37℃水浴箱、台式离心机、显微镜。

2. 试剂

（1）多特异性抗人球蛋白试剂（IgG，C3d）。

（2）阳性对照：取3名正常人O型红细胞等量混匀，经生理盐水洗涤后取压积红细胞，加等量IgG型抗D血清，置37℃水浴致敏1小时，取出后用生理盐水洗涤3次，取压积红细胞配成5%红细胞生理盐水悬液，即IgG型抗D致敏的5%Rh（D）阳性红细胞生理盐水悬液。

（3）阴性对照：取3名正常人O型红细胞等量混匀，经生理盐水洗涤3次后取压积红细胞配成5%红细胞生理盐水悬液。

（4）生理盐水。

3. 标本　静脉血。

实践训练

1. 制备待检者红细胞生理盐水悬液　待检全血标本离心，以2500r/min离心5分钟，分离上层血浆，向试管中滴加5~7滴下层压积红细胞，加盐水至试管口底部2/3处，混匀，以3400r/min离心1分钟，去上清，轻轻摇散沉淀后，重复上述洗涤过程至少2次，最后一次洗涤后需将盐水倒干净，并且没有溶血。再加生理盐水19滴，混匀，成为5%红细胞生理盐水悬液。

2.标记 取3支试管，分别标记为测定管、阳性对照管和阴性对照管。

3.加红细胞生理盐水悬液 向测定管、阳性对照管、阴性对照管分别滴加待检者红细胞生理盐水悬液、阳性对照、阴性对照各1滴。

4.加抗人球蛋白试剂 各管中加1滴多特异性抗人球蛋白试剂，混匀。

5.离心 以3400r/min离心15秒。

6.观察结果 轻轻摇动试管，观察是否溶血和凝集。

7.结果判断 先观察阴性对照管和阳性对照管，阴性对照管无凝集，阳性对照管出现3+~4+凝集，说明测定管结果可信。如测定管凝集，直接抗人球蛋白试验阳性，不凝集者为阴性。

8.结果报告 直接抗人球蛋白试验_____性。

质量要求

1.试剂 抗人球蛋白试剂应按说明书最适稀释度使用，否则可产生前带或后带现象而导致假阴性结果。

2.标本 标本采集后应及时进行试验，延迟或中途停止可使抗体从细胞中丢失。全凝集或冷凝集血液标本及脐血标本中含有Wharton胶且洗涤不充分者、血液标本中有很多网织红细胞且抗人球蛋白试剂中含有抗转铁蛋白时，均可使红细胞发生凝集，呈现假阳性。

3.洗涤红细胞 受检红细胞一定要用生理盐水洗涤3次，除去红细胞悬液中混杂的血清蛋白，以防止假阴性结果。

4.结果判断 最好对阴性结果进行核实，即在该试管中再加1滴IgG致敏的红细胞，如结果为阳性，则表示试管内的抗人球蛋白试剂未被消耗，阴性结果可靠。

5.其他 如需了解体内致敏红细胞的免疫球蛋白类型，则可分别以抗IgG、抗IgM或C_3单价抗球蛋白试剂进行试验。红细胞上吸附抗体太少或Coombs试验阴性的自身免疫性溶血性贫血患者，直接抗人球蛋白试验可呈假阴性反应。

实践结果

·预期结果

熟练、顺利、准确、按规范完成直接抗人球蛋白试验。

·实际结果

....

....

·结果分析

....

....

学习评价

·自我反思及收获

....

....

·教师评价

....

....

拓展与自测

1.简述直接抗人球蛋白试验的简易流程。

....

....

2.当红细胞上吸附的抗体较少时，会对结果产生什么样的影响？这种情况下，我们该采用什么方法检测这些抗体？

....

....

职业能力 7-4-2　间接抗人球蛋白试验

▶▶ 学习目标

　　1.掌握间接抗人球蛋白试验的原理。
　　2.能进行间接抗人球蛋白试验的操作。

实践内容

1.内容　利用试管法进行间接抗人球蛋白试验。

2.**原理**　一种检测血清（或血浆）中不完全抗体或补体的方法，即用已知抗原表型的红细胞测定受检血清（或血浆）中是否含有相应的不完全抗体（IgG抗体）。本试验常用于血型鉴定、抗体的筛查和鉴定、输血前交叉配血试验等。

实践器材、试剂、标本

1.**实践器材**　小试管、小滴管、37℃水浴箱、台式离心机、显微镜。

2.**试剂**　多特异性抗人球蛋白试剂（IgG，C3d）、5%已知抗原表型红细胞悬液、IgG抗D血清、5%D抗原阳性红细胞悬液、生理盐水。

3.**标本**　静脉血。

实践训练

1.**标记**　取3支试管，分别标记为测定管、阳性对照管和阴性对照管。

2.**加血清**　测定管加待检者血清2滴，阳性对照管加IgG抗D血清2滴。

3.**加红细胞悬液**　测定管加1滴5%已知红细胞悬液，混匀；阳性对照管和阴性对照管各加5%D抗原阳性红细胞悬液1滴，混匀。

4.**温育**　37℃水浴，30分钟。

5.**洗涤**　用生理盐水洗涤3次，末次洗涤后，将上清液除尽。

6.**加抗人球蛋白试剂**　各管中加1滴多特异性抗人球蛋白试剂，混匀。

7.**离心**　以3400r/min转速离心15秒。

8.**观察结果**　轻轻摇动试管，观察有否溶血和凝集。

9.**结果判断**　先观察阴性对照管和阳性对照管，阳性对照管凝集，阴性对照管不凝集，测定管出现凝集者为阳性，测定管未出现凝集者为阴性。

10.**结果报告**　间接抗人球蛋白试验_____性。

质量要求

1.**洗涤红细胞**　红细胞洗涤应迅速，一旦开始洗涤就不应中途停止。洗涤用盐水要足量并用力冲入管底，使压积于管底的红细胞松离。切勿用手指堵住管口颠倒混匀，以防污染来自皮肤的蛋白。

2.**离心**　离心速度和时间十分重要，应按规定进行。

实践结果

·预期结果

熟练、顺利、准确、按规范完成间接抗人球蛋白试验。

· 实际结果

· 结果分析

学习评价

· 自我反思及收获

· 教师评价

拓展与自测

1.简述间接抗人球蛋白试验的简易流程。

2.间接抗人球蛋白试验也可用于交叉配血，请写出简易流程。

项目 8　尿液一般检验

职业能力 8-1-1　尿液颜色和透明度

▶▶ **学习目标**

能观察、判断尿液的颜色和透明度。

实践内容

通过肉眼观察、判断尿液的颜色和透明度。

实践器材、试剂、标本

1.**实践器材**　一次性尿杯、玻璃试管。

2.**标本**　新鲜尿液。

实践训练

1.**加尿液标本**　取洁净的玻璃试管，加入被检患者的尿液。

2.**判断结果**

（1）颜色：根据尿液实际颜色，准确报告，客观描述。

（2）透明度：根据尿液中有无混浊及混浊程度判断。

1）清晰透明：指无肉眼可见的颗粒物质。

2）轻微混浊：指有少数可见的颗粒物质，但透过尿液能看清报纸上的字。

3）混浊：指有可见的颗粒物质，透过尿液看纸上字，字迹模糊。

4）明显混浊：指透过尿液不能看见纸上字迹。

3.**报告方式**

（1）颜色：文字描述，如红色、淡黄色、深黄色、乳白色、浓茶色、酱油色等。

（2）透明度：清晰透明、轻微混浊（雾状）、混浊（云雾状）及明显混浊报告，如有沉淀、凝块等，需要注明。

图 尿液透明度

质量要求

1.容器　必须干燥、清洁、透明。

2.尿液标本　尿液要新鲜，留取清洁中段尿，避免混入阴道分泌物、经血、精液等。

3.影响因素

（1）尿液颜色：易受食物或药物影响，如服用核黄素、维生素 B_2、大黄等，尿液可呈黄色。

（2）盐类结晶：新鲜尿液如含盐类浓度过高，尤其是尿酸盐排出时遇冷易析出结晶，使尿液混浊。混浊尿可按图 8-1 所示的程序进行初步鉴别。

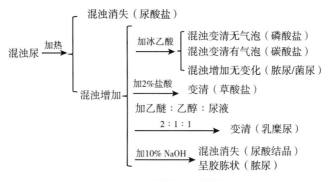

图 8-1　混浊尿的鉴别

实践结果

·参考区间

颜色：淡黄色。透明度：清晰透明。

·实际结果

_____

_____

·结果分析

_____

_____

学习评价

·自我反思及收获

_____

_____

· 教师评价

拓展与自测

1.如何区分血尿与血红蛋白尿？

2.尿液的颜色及透明度变化有哪些？

职业能力 8-1-2　尿量测定

▷▷ 学习目标

掌握尿量测定方法和注意事项。

实践内容

使用量筒或有刻度的容器准确测定尿液体积。

实践器材、试剂、标本

1.**实践器材**　量筒或有刻度的容器。
2.**标本**　24小时或规定时间内的尿液。

实践训练

1.**加尿液**　取量筒或有刻度的容器，加入被检患者的全部尿液。
2.**读数**　读取尿液凹液面与容器相切的刻度，并记录。

质量要求

1.**标本留取**　每次留取标本前需排空膀胱，气温过高时注意及时检验及防腐处理。

2.测定尿量　需准确测定，记录精确至毫升，误差不得超过20ml。

实践结果

·参考区间

成年人1~2L/24h；儿童按kg体重计算尿量，为成年人的3~4倍。

·实际结果

_____

_____

·结果分析

_____

_____

学习评价

·自我反思及收获

_____

_____

·教师评价

_____

_____

拓展与自测

1.非住院患者如需收集尿液，对盛放尿液的容器有哪些要求？

_____

2.什么是多尿、少尿和无尿？

_____

_____

职业能力 8-1-3　尿比重测定

▶▶ 学习目标

　　1.熟悉尿比重计的构造、使用方法和质量控制。

　　2.熟悉折射仪的工作原理、使用和校正方法。

实践内容

1. 使用比重计测定尿液比重　尿比重计是一种液体比重计，可测定出规定温度下的尿液比重。尿液比重与所含溶质成正比，溶质越多，尿比重越高，对浮标的浮力就越大，浸入尿液中的比重计部分越小，读数越大；反之，浸入部分越大，读数越小。目前已不是测定尿液比重的准确方法，仅做参考。

2. 使用折射仪测定尿液比重　入射角90°的光线进入另一种光密媒质时被折射的角度称为临界角，在终端观察时，依据折射临界角的大小，可见明暗视场的改变，进而求出该媒质的相对折射率（对空气，简称折射率）。折射率与媒质的密度有关，密度越高，折射率越大；其次也与光的波长及温度有关。

实践器材、试剂、标本

1. 实践器材
（1）比重计法：100ml洁净容器、比重计1套，100℃水银温度计。
（2）折射仪法：临床折射仪或手提式折射仪、一次性尿杯、滴管、乳胶吸头、吸水纸。

2. 标本　新鲜尿液。

实践训练

1. 比重计法
（1）取样：取新鲜尿液放置于10ml比重筒。
（2）放置浮标：将比重计浮标放入比重筒内，垂直悬浮于尿液中，勿靠近筒壁或筒底。
（3）结果判断：待比重计悬浮稳定后，准确读取与尿液凹面相切的刻度，并记录之。

2. 折射仪法
（1）手提式折射计：在测量玻璃板上滴加1滴尿液，把上面平板放下，紧压在液滴上，使两块玻璃板平行。手持手提式折射计，面对光源，使光线通过尿液和棱镜，用肉眼观察目镜，从专用的刻度标尺上，在明暗场交界线处读出比重值。
（2）座式折射计：开通光路后，按标本测定程序，用蒸馏水调整基准线位置。加尿液2滴，盖上上面的塑料盖（防止产生气泡），在目镜中读出相应比重值。

3. 结果报告　尿比重1.XXX。

质量要求

1.比重计法

（1）校准比重计：尿比重计通过校正后才能使用。

（2）标本：尿液要新鲜，防止尿素分解导致比重下降；足量，以便浮起比重计；防止盐类结晶的影响；测定过程中应消除尿液表面泡沫。

（3）校正结果：要进行蛋白尿、糖尿和温度的校正。尿蛋白每增高 10g/L，需将结果减去 0.003；尿葡萄糖每增高 10g/L，需将结果减去 0.004。如果测定时尿液温度与比重计上所标定的温度不一致，每增高 3℃，测定结果应加上 0.001，如低于所标温度，需将尿液加温至所标温度后再测定，不提倡机械地减去相对于增高温度时的校正值。尿液含造影剂，可使比重大于 1.060。

（4）使用之后及时清洁比重计。

2.折射仪法

（1）入射光和温度影响折射率，手提式折射仪有补偿装置；临床折射仪用调整基线的方法来减低温度的影响。

（2）标本：尿酸盐增多，尿液混浊可影响结果，需要加温溶解后再测定，不可弃去；细胞等有形成分增多，应离心后再测定上清液。

（3）校正结果：糖尿和蛋白尿对尿比重有影响，尿葡萄糖每增高 10g/L，需将测得结果减去 0.004；尿蛋白每增高 10g/L，需将测得结果减去 0.005。

（4）测试完毕及时用蒸馏水擦拭折射仪镜面。

实践结果

· 参考区间

健康成年人：晨尿＞1.020；随机尿 1.003~1.030。新生儿：1.002~1.004。

· 实际结果

· 结果分析

学习评价

· 自我反思及收获

·教师评价

拓展与自测

1.目前临床常用的尿液比重测量方法是什么？有哪些优势和不足？

2.简述尿液比重增高和降低的临床意义。

学习任务 8-2 尿液常用化学检验

职业能力 8-2-1 尿液 pH 测定

> ▶▶ **学习目标**
>
> 了解 pH 试纸法测定尿液酸碱度（pH）的操作和注意事项。

实践内容

pH 试纸法测定尿液酸碱度。pH 试纸是多种指示剂混合的试带，灵敏度约为 pH 0.05，显色范围为棕红至深黑色。试带显色后与标准色板比较，即可测得尿液 pH 近似值。

实践器材、试剂、标本

1.**实践器材** pH 试纸 1 套（包括标准色板和试带）、一次性尿杯。
2.**标本** 新鲜尿液。

实践训练

将试纸一端浸入尿液约0.5秒，取出，在自然光线下与标准色板比较，读取尿液pH。

质量要求

1. **试带** 应在有效期内使用，且避光、密封及干燥保存，远离酸性和碱性物质。

2. **标本** 应新鲜，放置过久会因挥发性酸丧失或细菌繁殖而使pH增高；标本不能使用防腐剂，否则可能会影响检测结果。

实践结果

· 参考区间

随机尿pH 4.6~8.0，晨尿pH 5.5~6.5，平均pH 6.0。

· 实际结果

_____

_____

· 结果分析

_____

_____

_____

学习评价

· 自我反思及收获

_____

_____

· 教师评价

_____

_____

_____

拓展与自测

1. 目前临床常用的尿液pH测定方法是什么？有哪些优势和不足？

_____

_____

2. 简述尿液pH增高和降低的临床意义。

_____

_____

职业能力 8-2-2 尿蛋白定性检验

>> 学习目标

1. 掌握磺基水杨酸法尿蛋白定性试验原理及检测方法。
2. 掌握加热乙酸法尿蛋白定性加热试验原理及检测方法。

实践内容

1.磺基水杨酸法尿蛋白定性 生物碱试剂磺基水杨酸，在酸性条件下，其磺酸根阴离子与蛋白质氨基酸阳离子结合，形成不溶性蛋白盐沉淀。沉淀的生成程度可反映蛋白质含量。

2.加热乙酸法尿蛋白定性 蛋白质遇热变性，加稀乙酸使尿液pH减低并接近蛋白质等电点（pH 4.7），促进凝固变性的蛋白质进一步沉淀。同时，稀乙酸可消除因加热引起的磷酸盐或碳酸盐析出而造成的混浊。

实践器材、试剂、标本

1.实践器材

（1）磺基水杨酸法：试管、广泛pH试纸、黑色衬纸、吸管、乳胶吸头。

（2）加热乙酸法：大试管、试管架、试管夹、酒精灯、广泛pH试纸、吸管、乳胶吸头。

2.试剂

（1）磺基水杨酸法：200g/L磺基水杨酸溶液。

（2）加热乙酸法：5%乙酸溶液。

3.标本 新鲜尿液。

实践训练

1.磺基水杨酸法

（1）加尿液：取小试管2支，分别加入清晰尿液1ml。

（2）加试剂：于第1支试管内滴加磺基水杨酸2滴，轻轻混匀；另1支试管不加试剂作为空白对照。

（3）判断结果：1分钟内观察结果，按表8-1标准判断阳性程度及大致蛋白质含量。

表8-1　磺基水杨酸法尿蛋白定性结果判断

结果	报告方式	相当蛋白质含量/g·L^{-1}
清晰透明	-	＜0.05
轻度混浊，隐约可见	极微量	0.05~0.1
不需黑色背景即见轻度混浊	±	0.1~0.5
白色混浊，但无颗粒出现	1+	0.5~1.0
稀薄乳样混浊，出现颗粒	2+	1.0~2.0
明显混浊呈絮片状	3+	2.0~5.0
絮状混浊，有大凝块	4+	＞5.0

2.加热乙酸法

（1）加尿液：取大试管1支，加清晰尿液约5ml或至试管高度2/3处。

（2）加热：用试管夹斜持试管下端，在酒精灯上加热尿液上1/3段，煮沸即止。缓慢直立试管，在黑色背景下观察煮沸部分有无混浊。

（3）加酸：向尿液中滴加5%乙酸溶液2~4滴。

（4）再加热：继续加热至煮沸，立即观察结果。

（5）判断结果：按表8-2标准判断阳性程度及大致蛋白质含量。

表8-2　加热乙酸法尿蛋白定性结果判断

结果	报告方式	相当蛋白质含量/g·L^{-1}
清晰透明	-	＜0.1
黑色背景下轻微混浊	± 或极微量	0.1~0.15
白色混浊无颗粒或絮状沉淀	1+	0.2~0.5
混浊，有颗粒	2+	0.6~2.0
大量絮状沉淀	3+	2.1~5.0
立即出现凝块和大量絮状沉淀	4+	＞5.0

质量要求

1.磺基水杨酸法

（1）标本：①如尿液呈现明显的混浊，应先离心或过滤；②患者应用大剂量青霉素钾盐、庆大霉素、磺胺、含碘造影剂时，结果可产生假阳性。

（2）调节pH：在尿液偏碱或偏酸时（pH＞9，pH＜3）结果可呈假阴性，因此检测前可先测试尿pH，必要时用稀NaOH或5%乙酸进行调节。

（3）结果判断

1）判断时间掌握在1分钟之内。

2）当尿液中有高浓度尿酸或尿酸盐，加入试剂1~2分钟后可能出现白色点状物或丝状混浊，可用离心后的尿液上清液进行检测。

3）当尿液中有大量细胞，分析结果阳性，可能是混入了生殖道分泌物，可用离心后的尿液上清液进行检测。

2.加热乙酸法

（1）标本要新鲜，陈旧尿液因大量细菌生长可引起结果假阳性；对于限盐或无盐饮食的患者，由于离子强度太低，需在尿液标本中滴加饱和氯化钠溶液1~2滴后再进行检测。

（2）避免盐类析出所致假性混浊，操作过程一定要遵循加热→加酸→再加热的程序。

（3）加入的乙酸量要适当，约为尿量的1/10，过多或过少均影响结果。

（4）结果判断：加热后应立即直立试管观察结果，以试管加热的上1/3作为检测区，以加热的下1/3作为对照区。

实践结果

·参考区间

磺基水杨酸法：阴性。加热乙酸法：阴性。

·实际结果

·结果分析

学习评价

·自我反思及收获

·教师评价

拓展与自测

1. 干扰磺基水杨酸法尿蛋白检测的因素有哪些?

_____

_____

2. 干扰加热乙酸法尿蛋白检测的因素有哪些?

_____

_____

职业能力 8-2-3　尿糖定性检验

>> **学习目标**

掌握尿葡萄糖班氏（Benedict）定性的方法。

实践内容

1.内容　班氏法测定尿液葡萄糖。

2.原理　葡萄糖含有的醛基，在高热、碱性溶液中，能将试剂中蓝色硫酸铜还原为黄色氢氧化亚铜，出现红色氧化亚铜沉淀。

图 尿葡萄糖
班氏测定法
原理

实践器材、试剂、标本

1.实践器材　大试管、试管夹、试管架、5ml刻度吸管、洗耳球、滴管、胶吸头、酒精灯。

2.试剂

（1）甲液：枸橼酸钠（$Na_3C_6H_5O_7 \cdot 2H_2O$）42.5g，无水碳酸钠25g，蒸馏水700ml，加热助溶。

（2）乙液：硫酸铜（$CuSO_4 \cdot 5H_2O$）10g，蒸馏水100ml，加热助溶。

甲液、乙液冷却后，将乙液缓慢加至甲液中，边加入边搅拌混匀，补充蒸馏水至1000ml，即为班氏试剂。若溶液不清晰透明，需过滤处理。

3.标本　新鲜尿液。

实践训练

1.鉴定班氏试剂　取试管1支，加入班氏试剂1.0ml，摇动试管，缓慢加热至沸腾1分钟，观察试剂有无颜色及性状变化。若试剂仍为清晰透明蓝色，可用于试验。

2.**加尿液**　加离心后尿液0.2ml（约4滴）于已鉴定的班氏试剂中，混匀。

3.**加热煮沸**　继续煮沸1~2分钟，自然冷却。

4.**判断结果**　冷却后观察结果。

图 班氏糖定
性试验结果
判断

质量要求

1.班氏试剂与尿液的比例应控制在10∶1。

2.尿液应新鲜，久置尿液因细菌繁殖消耗葡萄糖，结果偏低或造成假阴性。糖尿病患者宜检测空腹或餐后2小时的尿液标本。

3.**影响因素**　①尿液中含大量铵盐时，可形成铜氨铬离子而妨碍Cu_2O沉淀，可用预先加碱煮沸数分钟的方法，将氨除去后再进行试验；②蛋白含量较高会影响铜盐沉淀，可用加热乙酸法除去；③链霉素、维生素C、水合氯醛、葡糖醛酸化合物等还原性药物可使结果呈假阴性反应；大黄、黄连、黄芩等可致假阳性反应。

4.加热煮沸过程中不断摇动试管，防止试管口朝人，防止爆沸，以免受伤。

实践结果

·参考区间

阴性。

·实际结果

....

....

·结果分析

....

....

学习评价

·自我反思及收获

....

....

·教师评价

....

....

拓展与自测

1. 班氏法测定葡萄糖结果出现假阴性或假阳性的原因有哪些？

2. 尿糖阳性，血糖一定升高吗？举例说明血糖和尿糖结果不一致的原因有哪些？

职业能力 8-2-4 尿酮体定性检验

>> **学习目标**

掌握尿酮体（Ket）定性的改良Rothera法原理及检测方法。

实践内容

图 尿酮体
Rothera法
原理

1. **内容** Rothera法尿酮体定性试验。
2. **原理** 亚硝基铁氰化钠 $[Na_2Fe(NO)(CN)_5 \cdot 2H_2O]$ 溶于尿液中时，可分解为 $Na_4Fe(CN)_6$、$NaNO_2$、$Fe(OH)_3$ 和 $[Fe(CN)_5]^{3-}$。当尿液中存在可检出量的酮体（丙酮、乙酰乙酸）时，碱性条件下可与试剂作用生成异硝基（HOON＝）或异硝基胺（$NH_2OON＝$），再与 $[Fe(CN)_5]^{3-}$ 生成紫红色化合物。

实践器材、试剂、标本

1. **实践器材** 凹孔玻片或试管、药匙、滴管、乳胶吸头。
2. **试剂** 酮体粉：称取亚硝基铁氰化钠（AR）0.5g，无水碳酸钠（AR）10g，硫酸铵（AR）10g，分别研细后充分混合均匀，密闭存于棕色磨口瓶内，防止受潮。
3. **标本** 新鲜尿液。

实践训练

1. **加酮体粉** 于凹孔玻片上（或试管内），取2孔（或2管），分别加入1小勺酮体粉，其中1份为测定孔，1份为对照孔。
2. **滴加尿液** 滴加尿液2~3滴于测定孔的酮体粉上，以完全将酮体粉浸湿为宜。

3.观察结果 观察测定孔颜色变化，5分钟内出现紫色为阳性（表8-3）。

表8-3 改良Rothera法尿酮体定性检查结果判断

反应现象	结果判断	报告方式
立即出现深紫色	强阳性	3+~4+
立即呈现淡紫色后渐转深紫色	阳性	2+
逐渐呈现淡紫色	弱阳性	1+
5分钟内无紫色出现	阴性	—

质量要求

1.试剂易受潮失效，应密闭、干燥保存。

2.因乙酰乙酸不稳定，丙酮易挥发，故应使用新鲜尿液标本。

3.尿液内如存在大量非晶型尿酸盐，可能出现橙色反应，离心可去除尿酸盐干扰。

4.本反应在试剂与尿液接触时因产热而使氨释放，室温过低时，可在30℃水浴箱进行。

实践结果

·参考区间

阴性。

·实际结果

·结果分析

学习评价

·自我反思及收获

·教师评价

拓展与自测

1.尿酮体种类有哪些？改良 Rothera 法主要测的是哪几种酮体？

2.改良 Rothera 法结果假阳性的原因有哪些？

3.尿酮体在糖尿病酮症酸中毒患者各病程阶段的表现有何不同？

职业能力 8-2-5　尿胆红素定性检验

>> 学习目标

　　熟悉 Harrison 法定性测定尿中胆红素（bilirubin，Bil）的原理。

实践内容

　　1.内容　Harrison 法定性测定尿中胆红素。

　　2.原理　用氯化钡吸附尿液中的胆红素（直接胆红素），经离心后，吸附物上的胆红素与试剂中的三价铁反应，被氧化成胆青素、胆绿素、胆黄素的混合物，根据阳性程度不同，可显示黄绿色、绿色至蓝绿色。

实践器材、试剂、标本

　　1.实践器材　尿杯、10ml 刻度离心试管、试管架、一次性刻度吸管、离心机。

　　2.试剂

　　（1）氯化钡（$BaCl_2$）溶液：10.0g 氯化钡（$BaCl_2 \cdot 2H_2O$）溶解于 100ml 蒸馏水中。

　　（2）三氯化铁（$FeCl_3$）溶液：又称 Fouchet 试剂，用 100g/L 的三氯化铁 10ml 混合 250g/L 的三氯乙酸 90ml。

　　3.标本　新鲜晨尿或随机尿标本。

实践训练

1. 加尿液　取尿液 5ml 于 10ml 刻度离心管中。

2. 加氯化钡　向试管中加入 2.5ml 的氯化钡溶液，充分混匀，出现白色硫酸钡混浊沉淀。

3. 离心　试管 1500r/min 离心 5 分钟，弃去上清液。上清液可用于尿胆原测定。

4. 加三氯化铁　向沉淀物表面滴加 2 滴 Fouchet 试剂，注意观察颜色的变化。

5. 观察结果　见表 8-4。

表 8-4　Harrison 法测定尿中胆红素的结果判断

反应现象	结果判断	报告方式
沉淀即刻显示蓝绿色	强阳性	3+
沉淀显示绿色	阳性	2+
沉淀逐渐变为淡绿色	弱阳性	1+
长时间（10分钟）不变色	阴性	–

质量要求

1. 尿液标本应新鲜，避光保存，及时送检，因胆红素易氧化而造成假阴性。

2. 酸碱度对反应有一定影响，标本为碱性尿时，应滴加冰乙酸降低其 pH 再测定。

3. 如果加氯化钡以后沉淀不明显，可滴加 300mg/L 的硫酸钡（$BaSO_4$）溶液促进沉淀。

4. Fouchet 试剂按每 5ml 尿加 2 滴为宜，加入量少氧化不充分，加入量过多则氧化过度生成胆黄素，影响判断。

5. 观察结果以颜色深浅和出现快慢为依据，Harrison 法测定尿中胆红素的敏感度较高，达 0.5mg/L。

实践结果

· 参考区间

阴性。

· 实际结果

· 结果分析

_____

_____

学习评价

· 自我反思及收获

_____

_____

· 教师评价

_____

_____

拓展与自测

1.尿液胆红素阳性的临床意义是什么?

_____

_____

2.Harrison法定性检测尿中胆红素,结果出现假阴性或假阳性的原因有哪些?

_____

_____

职业能力 8-2-6　尿胆原定性检验

▶▶ 学习目标

掌握改良 Ehrlich 法定性检测尿胆原(urobilinogen,Uro)的原理及检测方法。

实践内容

1.内容　改良 Ehrlich 法定性检测尿胆原。

2.原理　尿胆原在酸性条件下与对二甲氨基苯甲醛反应,生成樱红色化合物,其颜色的深浅与尿胆原含量有关。

实践器材、试剂、标本

1.**实践器材**　尿杯、10ml刻度离心试管、试管架、一次性刻度吸管、离心机。

2.**试剂**

（1）对二甲氨基苯甲醛溶液：又称Ehrlich试剂、欧氏试剂。2.0g对二甲氨基苯甲醛溶于80ml蒸馏水中，缓慢加入浓盐酸，边加边摇晃，至完全溶解，定容至100ml，储存于棕色瓶中保存备用。

（2）氯化钡（$BaCl_2$）溶液：10.0g氯化钡（$BaCl_2 \cdot 2H_2O$）溶解于100ml蒸馏水中。

（3）蒸馏水。

3.**标本**　新鲜晨尿或随机尿标本。

实践训练

1.**去除胆红素**　应先去除尿液中含有的胆红素，方法见胆红素测定。

2.**加尿液**　取尿液上清液2ml加于10ml刻度试管中。

3.**加试剂**　向上述试管滴加Ehrlich试剂0.2ml，静置10分钟。

4.**结果观察**　试管底部衬白色背景，从管口向试管底部观察颜色变化，见表8-5。

表8-5　改良Ehrlich法测定尿胆原的结果判断

反应现象	结果判断	报告方式
即刻显示深红色	强阳性	3+
10分钟后显樱红色	阳性	2+
10分钟后显微红色	弱阳性	1+
10分钟后不变色	阴性	-

质量要求

1.**标本**　①尿标本要求新鲜、避光、及时检测，久置后尿胆原氧化为褐色尿胆素而使结果呈假阴性；②尿胆原含量受饮水量影响较大，过量饮水因稀释而转阴；③使用抗生素抑制了肠道菌群，可使尿胆原生成减少而呈阴性。

2.**操作**　尿中胆红素阳性应先除去，如用$BaCl_2$沉淀或氯仿萃取，否则干扰反应及结果判断。内源性吲哚、卟胆原可致假阳性。

3.尿中"二胆"(尿胆红素、尿胆原)定性测定,可结合血液胆红素代谢指标的检查等,用于黄疸类型的鉴别,见表8-6。

表8-6 3种黄疸的实验室鉴别

黄疸类型	血清/μmol/L				尿液			粪便	
	血清总胆红素	未结合胆红素	结合胆红素	颜色	尿胆红素	尿胆原	尿胆素	颜色	粪胆原粪胆素
正常人	<17.1	<17.1	<3.4	浅黄	阴性	1:20 阴性	阴性	黄褐	正常
溶血性黄疸	↑	↑	轻度↑	加深	阴性	强阳性	阳性	加深	增多
肝细胞性黄疸	↑	↑	↑	加深	阳性	阳性	阳性	正常或变浅	下降或正常
阻塞性黄疸	↑	正常或轻度↑	↑	加深	阳性	阴性	阴性	变浅或白陶土样	减少或消失

实践结果

· 参考区间

阴性或弱阳性(1:20稀释后阴性)。

· 实际结果

_____

_____

· 结果分析

_____

_____

学习评价

· 自我反思及收获

_____

_____

· 教师评价

_____

_____

拓展与自测

1.尿胆原强阳性可见于哪种类型的黄疸？

2.改良 Ehrlich 法定性检测尿胆原，结果出现假阴性或假阳性的原因有哪些？

职业能力 8-2-7　尿亚硝酸盐定性检验

>> 学习目标

掌握 Griess 法定性测定尿中亚硝酸盐（Nitrite，NIT）的原理及检测方法。

实践内容

1.**内容**　Griess 法定性测定尿中亚硝酸盐。

2.**原理**　大肠埃希菌等革兰阴性杆菌，能还原尿液中的硝酸盐为亚硝酸盐，与试剂中的对氨基苯磺酸发生重氮反应，成为重氮苯磺酸。重氮苯磺酸再与 α- 萘胺结合生成 N-α- 萘胺偶氮苯磺酸，呈红色。

实践器材、试剂、标本

1.**实践器材**　中型试管、药匙、刻度吸管或滴管。

2.**试剂**　对氨基苯磺酸 10g、酒石酸 89g 和 α- 萘胺 1.5g 混合，并研成粉末状，贮存于棕色瓶中。

3.**标本**　新鲜晨尿或随机尿标本。

实践训练

1.**加尿液**　取尿液 3~5ml 置于试管内。

2.**加试剂**　立即加入 Griess 试剂（对氨基苯磺酸、酒石酸、α- 萘胺）约 0.05g，振荡混匀。

3.**观察结果**　呈粉红色至玫瑰红色者为阳性，无变化者为阴性。

质量要求

1.尿液必须新鲜，否则细菌繁殖可造成假阳性。

2.亚硝酸盐结果阳性与细菌种类有关，与致病菌数量没有直接关系。

3.产生阳性结果取决于：①体内存在适量硝酸盐；②尿液中致病菌含硝酸盐还原酶；③尿液在膀胱内滞留时间大于4小时；④停止使用抗生素48小时以上；⑤如摄入大量亚硝酸盐，结果可为假阳性。

4.当尿液中存在高浓度维生素C（≥250mg/L）可致结果假阴性。因为维生素C直接和重氮盐反应形成无色产物，阻止了偶联反应，试带将不发生颜色变化。

5.NIT测定对泌尿系感染的阳性检出率并非100%。

实践结果

· 参考区间

阴性。

· 实际结果

_____

_____

· 结果分析

_____

_____

学习评价

· 自我反思及收获

_____

_____

· 教师评价

_____

_____

拓展与自测

1.泌尿系统感染，尿亚硝酸盐一定呈阳性吗？为什么？

_____

_____

2.Griess法定性检测尿中亚硝酸盐，结果出现假阴性或假阳性的原因有哪些？

_____

_____

职业能力 8-2-8 尿血红蛋白定性检验

>> **学习目标**

掌握邻联甲苯胺法（O-T法）定性检测尿中血红蛋白的原理及检测方法。

实践内容

1.内容 应用邻联甲苯胺法（O-T法）定性检测尿血红蛋白。

2.原理 血红蛋白中的亚铁血红素有类似过氧化物酶活性，能催化底物供氢体邻联甲苯胺脱氢，同时使 H_2O_2 还原为 H_2O，邻甲苯胺氧化脱氢后，其分子结构发生了改变而显蓝色，颜色的深浅与血红蛋白成正比。

实践器材、试剂、标本

1.实践器材 酒精灯、小试管、试管夹、刻度吸管、滴管、滤纸条。

2.试剂

（1）邻联甲苯胺溶液：取邻联甲苯胺1g，溶于乙酸和无水乙醇各50ml的混合液中，浓度10g/L，置棕色瓶中，放冰箱内保存，可用8~12周，若溶液变暗色，应重新配制。

（2）过氧化氢溶液：过氧化氢需在使用前配制，3ml过氧化氢溶于100ml蒸馏水中。配置成3%的浓度，密封保存。

3.标本 晨尿或随机尿标本。

图 血红蛋白尿

实践训练

1.滤纸条法

（1）加尿液：用滴管取新鲜尿液1滴于滤纸条上，烘干，使尿液浓缩并破坏其易热酶。在形成的尿液痕迹部位再滴加标本并烘干，重复操作3~4次。

（2）加试剂：滴加邻联甲苯胺乙酸溶液2~3滴于尿液痕迹处，再滴加等量的过氧化氢溶液，立即观察结果。2分钟之内显蓝绿色为阳性。

（3）结果报告：阴性、阳性或强阳性。

2.试管法

（1）加尿液：用滴管取新鲜尿液3~4滴于小试管中，加热破坏其易热酶。

（2）加试剂：滴加邻联甲苯胺乙酸溶液1~2滴，再滴加等量的过氧化氢溶液，混匀。

（3）观察结果：衬白色背景观察小试管中反应液的颜色变化，2分钟之内显蓝绿色为阳性。

（4）结果报告：血红蛋白定性检查（邻联甲苯胺法）：阴性、阳性或强阳性。

质量要求

1.标本必须新鲜　标本采集后1小时内完成试验，以免因红细胞破坏而导致隐血试验结果与显微镜检查结果不符，造成人为误差。由于红细胞易沉淀，测试前标本需混匀。

2.挑选合格的滤纸　滤纸质量不好可产生假阳性。故每批滤纸使用前都应做空白试验加以鉴定。

3.妥善保管过氧化氢　过氧化氢易分解，应贮于棕色密闭滴瓶中，用前应用血膜发泡试验检查是否失效，应进行阳性对照试验。方法：滴1滴过氧化氢试剂于血膜上，如产生小气泡为有效，否则需重新配制。

4.防止维生素C等药物的干扰　尿中维生素C含量＞0.1g/L时，会竞争过氧化氢中的氧而使反应阳性减弱甚至假阴性，故检验前1日患者不得服用大剂量维生素C。尿液被漂白粉等强氧化剂污染，或含有大量白细胞、细菌时则产生假阳性。容器不可单纯用自来水冲洗，疑有白细胞、细菌增多时，检测前将尿液煮沸2分钟，以除去易热酶。

5.避免肌红蛋白尿的干扰　肌红蛋白（myoglobin，Mb）也呈阳性反应，应注意鉴别。如怀疑肌红蛋白干扰，应用80%饱和硫酸铵 $[(NH_4)_2SO_4]$ 沉淀去除血红蛋白，用上清液同法进行该试验，结果判断参照表8-7。近年来，采用单克隆胶体金技术的隐血试纸条克服了肌红蛋白、维生素等的干扰，但胶体金法又可产生"带现象"而引起假阴性或假阳性结果，且血红蛋白的抗原性变化也会出现假阴性。

6.本法敏感，少部分患者出现假阳性；优点是快速，1分钟内即可显色，结果稳定性好。

表8-7　尿血红蛋白和肌红蛋白的鉴别

尿标本		可能的情况
上清液	沉淀物	
+	+	尿中含血红蛋白和肌红蛋白
－	－	阴性
+	－	血红蛋白尿
－	+	肌红蛋白尿

实践结果

· 参考区间

阴性。

· 实际结果

_____

_____

· 结果分析

_____

_____

学习评价

· 自我反思及收获

_____

_____

· 教师评价

_____

_____

拓展与自测

1.简述应用邻联甲苯胺法（O–T法）定性检测尿血红蛋白的简易流程。

_____

_____

2.哪些因素会干扰邻联甲苯胺法（O–T法）定性检测尿血红蛋白的结果？

_____

_____

职业能力 8-2-9　尿液干化学分析仪检验

▶▶ 学习目标

掌握尿液干化学分析仪检测的原理、方法和影响因素。

实践内容

1.内容　应用尿液干化学分析仪进行尿液检测。

2.原理　尿液中化学物质与干化学试带上检测模块的试剂发生颜色反应，呈色深浅与尿液中相应物质的浓度呈正相关。将试带置于尿液干化学分析仪的检测槽，各模块依次受到仪器特定光源照射，颜色及其深浅不同，对光的吸收反射也不同。仪器将不同强度的反射光转换为相应的电信号，其电流强度与反射光强度呈正相关，结合空白和参考模块经计算机处理校正为测定值，最后以定性和半定量的方式报告检测结果。

实践器材、试剂、标本

1.实践器材　尿液干化学分析仪（尿液干化学分析仪仪器结构见图8-2）。

2.试剂　尿液干化学试带条，人工尿质控液，质控试带。

3.标本　新鲜尿液标本10ml。

图 多联干化学试带及结果

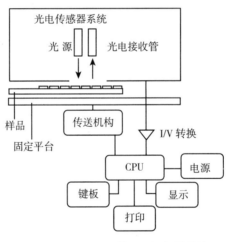

图8-2　尿液干化学分析仪仪器结构

实践训练

1.开机　开启电源，仪器开始自检过程，自检通过后进入待测试状态。

2.质控试带检测　将专用质控试带条置于检测槽中，按下测试键，待仪器打印出质控试带测试结果，且显示与定值结果符合后，取回质控试带条保存。

3.样本检测　将多联干化学试带完全浸入尿液1~2秒后取出，沿试管壁将试带上多余尿液沥干，必要时用滤纸吸去，然后将试带条置于检测槽中，按下测试键，仪器完成检测后，自动打印出结果。

4.报告方式 仪器打印的结果报告一般按试带条模块顺序依次列出检测结果。

质量要求

1.测试环境 检测温度要适宜，仪器、尿液标本和干化学试带的温度都应维持在20~25℃，以保证仪器在最佳温度环境内工作。

2.试带保存 使用配套的合格试带并妥善保管，不得随意更换。试带从冷藏温度恢复到室温之前，不要随意打开试带筒的密封盖。每次取用后应立即密封盖上瓶盖，防止干化学试带受潮变质。

3.仪器保养 保持仪器试带条检测槽的清洁，保证测试光路无污物和灰尘阻挡。每日工作完毕，应用清水或无腐蚀性的中性清洗剂将仪器表面擦拭干净；注意及时清理废物装置。

4.仪器校准

（1）坚持每天在开机后将仪器自带的校正带进行测定，观察测定结果与校正带标示结果是否一致，只有完全一致才能证明该仪器处于正常运转状态。

（2）取人工尿质控液（包括"高值"和"低值"两种浓度各1份）和自然尿标本（包括正常尿和异常尿各1份），连续检测20次，观察每份标本每次检测结果是否在靶值允许的范围内。

5.结果分析 分析测定结果应结合临床，并在掌握模块反应原理基础上充分考虑其影响因素（表8-8），客观实际的评价仪器检测结果，必要时进行确证试验。

表8-8 影响尿液试带结果的因素

项目	假阴性	假阳性
GLU	大剂量维生素C、酮尿、高比重尿、细菌污染	容器被氧化剂污染
BIL	维生素C、亚硝酸盐、光照	吩噻类药物
BLD	大剂量维生素C、光照、甲醛、肌红蛋白尿	氧化剂污染、尿路感染或标本污染微生物产生过氧化物酶
URO	亚硝酸盐、光照、重氮药物	磺胺、吲哚等
NIT	甲醛、光照、大剂量维生素C、感染细菌无亚硝酸盐还原酶、膀胱贮存时间短	摄入含亚硝酸盐丰富的食物
KET	强碱性尿	甲基多巴、羟喹啉、丙酮、苯
pH	酮体挥发、试带受潮	尿液不新鲜、细菌繁殖产碱
PRO	浸入尿液时间过长、pH降低	强碱性尿、磺胺、奎宁、嘧啶
LEU	弱酸性尿、大剂量青霉素钾盐大剂量维生素C、高比重尿、蛋白质等	甲醛、胆红素、呋喃妥因

实践结果

· 参考区间（表8-9）

表8-9 尿液干化学试带结果参考区间

项目	参考区间	项目	参考区间
酸碱度（pH）	4.5~8.0	胆红素（BIL）	阴性
比重（SG）	1.015~1.025	尿胆原（URO）	阴性或弱阳性
蛋白质（PRO）	阴性	白细胞（LEU）	阴性
葡萄糖（GLU）	阴性	红细胞（RBC）	阴性
酮体（KET）	阴性	维生素C（VitC）	20~100mg/L
亚硝酸盐（NIT）	阴性		

· 实际结果

· 结果分析

学习评价

· 自我反思及收获

· 教师评价

拓展与自测

1.简述利用干化学试带法进行尿液检测的简易流程。

2.如果尿液中存在大剂量维生素C，会使哪些检测项目结果出现假阴性？

学习任务 8-3　尿液其他化学检验

职业能力 8-3-1　尿肌红蛋白定性检验

>> **学习目标**

　　熟悉邻联甲苯胺法检测尿肌红蛋白的方法、原理和操作步骤。

实践内容

　　1.内容　应用邻联甲苯胺法检测尿肌红蛋白。

　　2.原理　尿肌红蛋白（Mb）与血红蛋白（Hb）的结构相似，分子中的血红素基团具有类似过氧化物酶活性，能催化底物供氢体（电子）邻联甲苯胺脱氢，同时使H_2O_2还原为H_2O，邻联甲苯胺脱氢后，其分子结构发生改变，从而出现色基而显蓝色。肌红蛋白可溶于80%硫酸铵溶液中，而血红蛋白则发生沉淀，借以分离与鉴别。

实践器材、试剂、标本

　　1.实践器材　大试管、小试管、试管架、吸管、洗耳球、微量吸管、滤纸、离心机等。

　　2.试剂

　　（1）200g/L磺基水杨酸。

　　（2）10g/L邻联甲苯胺冰乙酸溶液：取1g邻联甲苯胺，溶于冰乙酸及无水乙醇各50ml的混合液中，置棕色瓶内，保存于4~8℃冰箱内可用2~12个月（若变为深褐色，应重新配制）。

　　（3）3%过氧化氢溶液。

　　（4）硫酸铵粉末，要求化学纯。

　　3.标本　新鲜尿液。

实践训练

　　1.尿蛋白定性　用磺基水杨酸法作蛋白定性，如呈阴性反应，可认为Hb和Mb

定性为阴性；如呈阳性反应，继续以下操作。

2.**Hb和Mb定性试验** 向小试管中加新鲜尿液4滴，10g/L邻联甲苯胺冰乙酸溶液2滴，混匀后，加过氧化氢溶液3滴，如变蓝色或蓝绿色，表明尿液中有Hb或/和Mb存在。

3.**硫酸铵沉淀Hb** 将待测尿液过滤或离心后，取5ml上清液加入大试管，加硫酸铵粉末2.8g，使之溶解混合，饱和度约为80%，静置5分钟，用滤纸过滤或离心。

4.**结果观察** 取滤液重复第1步骤，如出现蓝色，报告尿肌红蛋白定性为阳性。如不出现蓝色，表示Hb阳性（但已被硫酸铵沉淀）；若滤液及沉淀物均为阳性，则标本为肌红蛋白尿混合血红蛋白尿；但若磺基水杨酸法蛋白定性呈阴性反应，则可报告尿肌红蛋白定性为阴性。

5.**结果报告** 尿肌红蛋白定性：阴性或阳性。

质量要求

1.**标本** 标本必须新鲜，以免肌红蛋白被还原或变性。

2.**操作** 加入硫酸铵粉末时，动作要缓慢，并避免剧烈搅拌使肌红蛋白与血红蛋白一并被沉淀。

实践结果

·参考区间

阴性。

·实际结果

_____

_____

·结果分析

_____

_____

学习评价

·自我反思及收获

_____

_____

·教师评价

_____

_____

拓展与自测

1.简述利用邻联甲苯胺法检测尿肌红蛋白的简易流程。

_____

_____

2.影响试验结果准确性的因素有哪些?

_____

_____

职业能力 8-3-2　乳糜尿定性检验

▶▶ **学习目标**

掌握乳糜尿定性检验的原理和操作方法。

实践内容

1.**内容**　乳糜尿的定性检验。

2.**原理**　乳糜液中含脂肪微粒,较大的脂粒在显微镜下呈球状,用脂溶性染料苏丹Ⅲ染色呈红色,即为乳糜阳性。过小的脂粒,不易在显微镜下观察,可利用其溶于脂溶性有机溶剂乙醚的特性,加乙醚萃取后,使乳白色混浊尿液变清,也提示乳糜阳性。

实践器材、试剂、标本

1.**实践器材**　一次性尿杯、洁净带塞10ml容量试管、试管架、5ml吸管、洗耳球、玻棒、水浴箱、离心机、蒸发皿、显微镜等。

2.**试剂**

(1)乙醚(分析纯)。

(2)苏丹Ⅲ染液:95%乙醇10ml,加入90ml冰乙酸,混合;再加入1药匙苏丹Ⅲ粉末,充分混匀,使苏丹Ⅲ达到饱和。

3.**标本**　新鲜尿液。

图 乳糜尿

实践训练

1.**萃取**　取5~10ml尿液于试管内,加乙醚2~3ml,加塞后用力振荡5~8分钟,使脂肪完全溶解于乙醚中，静置数分钟。

2.离心 以2000r/min离心5分钟。

3.蒸发 取乙醚与尿液的界面层，平铺在蒸发皿表面，放置水浴箱中蒸干，观察蒸发皿表面有无油状或蜡状残留物。

4.染色、显微镜观察 向残留物中滴加苏丹Ⅲ染液1滴，将蒸发皿放置低倍镜下检查，如发现有圆形、大小不等、橘红色或红色的球状小体，即为脂肪颗粒，必要时可用高倍镜确认。

5.判断结果 如混浊尿液加乙醚振荡，分层后，尿液较前澄清，镜下发现红色脂肪颗粒，即为乳糜尿阳性。

6.结果报告 乳糜尿定性试验：阴性或阳性。

质量要求

1.标本 标本新鲜，女性应避免混入阴道分泌物。

2.操作

（1）萃取：提取脂肪颗粒时振荡要充分，使尿液中的乳糜微粒完全溶解于乙醚层进行提取；在尿液中加入少量饱和氢氧化钠，再加入乙醚，有助于尿液的澄清。

（2）蒸干：可使乳糜微粒再次浓缩。但如分离层中脂肪含量较丰富，也可直接涂片，苏丹Ⅲ染色镜检。

（3）显微镜检查：尿液直接显微镜检查时，乳糜尿中的乳糜微粒如未发生球状结合，则镜下不可见。

3.其他

（1）与脓尿标本鉴别：脓尿标本离心后上层液体清晰，尿沉渣显微镜检查可发现大量白细胞。乳糜尿离心后仍混浊不分层，加乙醚后澄清。

（2）与非晶型磷酸盐或尿酸盐尿标本鉴别：尿液加热或加酸，混浊消失为非晶型磷酸盐或尿酸盐尿标本。

（3）本试验阳性时注意在尿沉渣中找微丝蚴。

（4）乳糜尿与脂肪尿的异同：乳糜尿与脂肪尿的形成机制不同，前者主要是由于丝虫感染或其他一些疾病导致的肾盂或和输尿管部位的淋巴管破裂，使淋巴液进入尿液而出现乳糜尿。后者常见于肾病综合征、肾小管变性等疾病，使肾脏的通透性和重吸收功能受到损害，脂肪混入尿液。乳糜尿的主要成分是甘油三酯、清蛋白、卵磷脂、胆固醇、纤维蛋白等（脂肪与蛋白质结合而被乳化）；乳糜尿静置后分为3层，上层为脂肪层，中间为乳白色或色泽较清的液体，下层为沉淀物（如细胞、微丝蚴等有形成分）。脂肪尿的主要成分是来自血液里的甘油三酯和胆固醇。两者经苏丹Ⅲ染色后在显微镜下均可见圆形、大小不等、橘红色或红色的球状小体。

实践结果

·参考区间

阴性。

·实际结果

_____

_____

·结果分析

_____

_____

学习评价

·自我反思及收获

_____

_____

·教师评价

_____

_____

拓展与自测

1.简述乳糜尿定性检验的操作程序。

_____

_____

2.影响乳糜尿定性检测结果的因素有哪些?

_____

_____

职业能力 8-3-3　尿人绒毛膜促性腺激素检验

≫ 学习目标

掌握尿人绒毛膜促性腺激素定性检测的原理、方法和注意事项。

实践内容

1.内容 利用胶体金法进行尿人绒毛膜促性腺激素定性检测。

2.原理 应用双抗体夹心法及免疫层析法，尿液中的hCG先与包被在试带末端纤维素膜上的胶体金标记的鼠抗人β-hCG单克隆抗体结合，再与吸附在纤维素膜上的羊抗人hCG多克隆抗体结合，形成双抗体夹心复合物，显现出红色反应线。同时游离在试带末端的胶体金标记的鼠IgG也因层析作用移动到纤维素膜上包被有羊抗鼠IgG抗体区带处，形成红色质控线。

图 尿人绒毛
膜促性腺激
素检测原理
示意图

实践器材、试剂、标本

1.实践器材 一次性尿杯。

2.试剂 hCG试剂盒。

3.标本 新鲜晨尿。

实践训练

1.浸湿试条 将测试条有箭头指示的一端插入尿液标本中，但不能超过标记线，按规定时间（3秒）取出。

2.观察结果 规定时间内（5分钟）观察测试条指示端相应位置有无红色反应线出现。

3.判断结果

（1）阴性：仅在控制线（C）位置出现一条红色反应线。

（2）阳性：在检测线（T）位置及控制线（C）位置各出现一条红色反应线。

（3）无效：无红色反应线出现，或仅在检测线（T）位置出现一条红色反应线。

4.结果报告 hCG定性试验（胶体金法）：阴性或阳性。

质量要求

1.试条 室温（4~30℃），避光、避热、干燥处贮存或低温保存试条，但要恢复室温后方可开试条袋使用，注意有效期。

2.标本

（1）尿液新鲜，宜采用晨尿，必要时离心取上清液。

（2）标本不能及时检测时，应2~8℃贮存，但贮存时间不能超过48小时。

（3）严重蛋白尿、血尿、菌尿标本对结果有干扰，禁止使用。

3.操作

（1）浸湿试条：试条插入尿液中，不可超过标记线，按规定时间（3秒）取出。

（2）观察结果：规定时间内（5分钟）观察结果；无红色质控线（C）出现，或仅在检测线（T）位置出现一条红色反应线，代表试验无效，可能试条失效。

（3）判断结果：当hCG浓度很高时检测线很明显，对照线可能相对较弱，为正常现象。

（4）不同厂家生产的试剂盒操作有差异，以说明书为准。

4.**其他**　每次试验应做阴性和阳性对照。

图 尿人绒毛膜促性腺激素检测结果判断

实践结果

·参考区间

正常妊娠妇女：阳性。非妊娠健康人：阴性。

·实际结果

....

....

·结果分析

....

....

学习评价

·自我反思及收获

....

....

·教师评价

....

....

拓展与自测

1.简述利用胶体金法进行尿人绒毛膜促性腺激素定性检测的简易流程。

....

....

2.为何不推荐用随机尿进行人绒毛膜促性腺激素定性检测？

....

....

学习任务 8-4　尿有形成分检验

职业能力 8-4-1　未染色显微镜检查法

▶▶ 学习目标

　掌握尿液有形成分未染色显微镜检查法。

实践内容

1.内容　利用未染色显微镜检查法观察尿液有形成分。

2.原理　在显微镜下观察尿液中细胞、管型、结晶等有形成分的形态特征，识别并记录其在一定显微镜视野内的数量（或换算为一定体积尿液中的数量）。

实践器材、试剂、标本

1.实践器材　刻度离心管、水平式离心机、载玻片、盖玻片、滴管、乳胶吸头、小镊子、显微镜。

2.标本　新鲜尿液。

实践训练

1.直接涂片法　仅适用于尿液外观明显混浊者。

（1）混匀尿液：充分混匀尿液标本。

（2）制备涂片：取混匀的尿液1滴于载玻片上，用小镊子轻轻加上盖玻片，注意防止产生气泡。

（3）观察、计数有形成分：①先用低倍镜（10×10倍）视野观察全片细胞、管型及结晶等有形成分的分布情况，再用高倍镜（10×40倍）视野确认。②管型在低倍镜下计数，至少观察20个视野；细胞在高倍镜下计数，至少观察10个视野；结晶按高倍镜视野中分布面积估计量。

2.离心浓缩涂片法　常用，适用于外观混浊和不混浊尿液，尤其后者。

（1）混匀尿液：充分混匀尿液标本。

（2）离心沉淀有形成分：吸取混匀尿液10ml置刻度离心管内，在相对离心力（RCF）为400g的条件下离心5分钟（若水平式离心机，离心半径为16cm时，转速为1500r/min）。

（3）弃去上清液：用滴管吸去离心管内上清液（特制离心管可一次性倾倒弃去上清液），留管底含有形成分的尿沉渣0.2ml。

（4）制备涂片：混匀尿沉渣，取1滴于载玻片上，用小镊子加盖玻片，防止产生气泡。

（5）观察、计数有形成分：同未离心直接涂片法。

3.报告方式

（1）细胞：最低个数~最高个数/高倍视野（HP）或平均值/HP。

（2）管型：最低个数~最高个数/低倍视野（LP）或平均值/LP。

（3）结晶：按所占视野面积报告。（-）表示无结晶；（+）表示结晶占1/4视野；（++）表示结晶占2/4视野；（+++）表示结晶占3/4视野；（++++）表示结晶满视野。

（4）其他有形成分：可在报告中描述。

质量要求

1.采用新鲜中段尿液测试　排尿后最好在1小时之内完成检查，最长不超过2小时。若需延长时间要在标本中加入甲醛并冷藏。如尿液腐败，管型将被破坏，细胞发生溶解。

2.使尿液呈弱酸性　可使用盐酸或乙酸调节。

3.尿液混浊　用加热、加酸等方法消除因盐类存在而造成的尿液混浊。

4.不同的尿比重对有形成分有影响，因此检查前患者不宜大量饮水。

5.女性患者要防止阴道分泌物等混入尿液标本。

实践结果

· 参考区间（表8-10）

表8-10　尿液主要有形成分参考区间

方法	红细胞	白细胞	管型	上皮细胞	细菌和真菌
不离心直接涂片法	0~偶见/HP	0~3个/HP	0~偶见/LP	少见	-
离心浓缩涂片法	0~3个/HP	0~5个/HP	0~偶见/LP	少见	-

续表

方法	红细胞	白细胞	管型	上皮细胞	细菌和真菌
UriSystem尿液有形成分计数板	0~3个/HP	0~8个/HP	透明管型 0~2个/LP	少见	–
Fast Read-10尿有形成分计数板	男：0~4个/µl 女：0~9个/µl	男：0~5个/µl 女：0~12个/µl	–	–	–

· 实际结果

· 结果分析

学习评价

· 自我反思及收获

· 教师评价

拓展与自测

1.简述利用未染色显微镜检查法观察尿液有形成分的简易流程。

2.计数细胞时，观察10个高倍视野，视野中细胞最少是20个，最多的是40个，结果应如何报告？

职业能力 8-4-2 染色后显微镜检查法

学习目标

能应用结晶紫–沙黄（Sternheimer-Malbin，S–M）染色法进行尿有形成分的显微镜检查。

实践内容

1.内容 利用S–M法进行尿液有形成分显微镜检查。

2.原理 尿沉渣中的有形成分，特别是细胞和管型经S–M染色液中的结晶紫和沙黄染色后，形态更加清晰、对比度更明显而易于识别。

实践器材、试剂、标本

1.实践器材 刻度离心管、水平式离心机、载玻片、盖玻片、滴管、乳胶吸头、小镊子、显微镜。

2.试剂

（1）S–M染色液贮存液：①A液，结晶紫3.0g、草酸铵0.8g，溶于95%（V/V）乙醇20.0ml、蒸馏水80.0ml中；②B液，沙黄O 0.25g溶于95%（V/V）乙醇10.0ml、蒸馏水100ml中。

（2）S–M染色液应用液：A液：B液按3∶97的比例混合，过滤后贮存于棕色瓶。

3.标本 新鲜尿液。

实践训练

1.离心沉淀 吸取混匀尿液10ml，1500r/min离心5分钟。

2.弃去上清液 弃去离心管内上清液，管底留含有形成分的尿沉渣0.2ml。

3.加入染色应用液 于尿沉渣管中加入1滴S–M染色液应用液，混匀静置3分钟。

4.制备涂片 将染色的尿沉渣充分混匀，取1滴（约50μl）置于载玻片上，用小镊子加盖玻片，防止产生气泡；或者充入尿液有形成分定量计数板的计数池。

5.观察、计数有形成分 根据S–M染色特点在载玻片或定量计数板上观察、识别尿液中各种有形成分，观察方法同未染色尿液有形成分显微镜检查法。

质量要求

1.染色后显微镜检查主要用于防止某些病理成分的遗漏和误认,确定某些特殊成分(如管型、肿瘤细胞、异形细胞),但其并不排斥不染色法。除S–M染色法外,根据观察、分析的试验目的不同还有多种染色方法。

2.S–M染色法染色时间要适当,染色过久可引起淡染细胞向浓染细胞过渡,也会使闪光细胞失去布朗运动特征。

实践结果

· 参考区间(表8–11)

表8–11   尿液有形成分S–M染色法结果

分类	有形成分	染色结果
细胞	红细胞	淡紫色
	中性粒细胞	胞核呈橙红色,胞质内可见颗粒
	闪光细胞	胞核呈淡蓝色或蓝色,胞质内颗粒呈苍白色或淡蓝色
	上皮细胞	胞核呈紫色,胞质呈淡紫色至粉红色
管型	透明管型	粉红色或淡紫色
	颗粒管型	淡红色至蓝色
	细胞管型	深紫色
	脂肪管型	不着色

· 实际结果

· 结果分析

学习评价

· 自我反思及收获

·教师评价

_____

_____

拓展与自测

1.简述利用S-M法进行尿液有形成分显微镜检查的简易流程。

_____

_____

2.闪光细胞实质上是什么细胞？有何种特征？

_____

_____

职业能力 8-4-3 尿液有形成分定量计数板法

▶▶ 学习目标

能利用尿液定量计数板计数单位体积内尿液有形成分的数量。

实践内容

1.**内容** 利用尿液定量计数板计数单位体积内尿液有形成分的数量。

2.**原理** 在一定显微镜视野内，识别并记录尿液中细胞、管型、结晶等有形成分的数量（或换算为一定体积尿液中数量）。

实践器材、试剂、标本

1.**实践器材** 刻度离心管、水平式离心机、载玻片、盖玻片、滴管、乳胶吸头、小镊子、显微镜、尿液有形成分定量计数板。

尿液标准化沉渣定量计数板（图8-3）为特制的一次性使用的硬质塑料计数板，该计数板计数室一侧有大的长方格计数区，内含10个中方格。每个中方格面积$1mm^2$，深$0.1mm$，容积$0.1mm^3$，即$0.1\mu l$。每个中方格又细分为9个小方格。

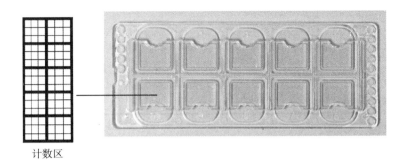

计数区

图8-3 FAST-READ10尿液标准化沉渣定量计数板

2.标本 新鲜尿液。

实践训练

1.准备尿液标本 同离心浓缩涂片法。

2.充入定量计数板 取混匀的尿沉渣充入尿液有形成分定量计数板的计数池。

3.观察、计数有形成分 在低倍镜下观察计数10个中方格内的管型总数，在高倍镜下观察计数10个中方格内的细胞总数，即得到1μl尿液中某种细胞或管型的数量。

4.报告方式 细胞、管型：个数/μl。结晶：同涂片法。

质量要求

同未染色显微镜检查法。

实践结果

· 参考区间

尿液有形成分定量计数板法参考区间，见表8-11。

· 实际结果

_____

_____

· 结果分析

_____

_____

学习评价

· 自我反思及收获

_____

_____

· 教师评价

_____

_____

拓展与自测

1.简述利用尿液有形成分定量计数板计数单位体积内尿液有形成分的简易流程。

_____

2.如在低倍镜下计数10个中方格内的管型总数为12个，在高倍镜下观察计数10个中方格内的细胞总数为48个，结果应如何报告？

_____

项目 9　粪便及其他体液检验

职业能力 9-1-1　粪便理学检验

▷▷ 学习目标

　掌握粪便理学检查的方法及内容。

实践内容

取适量粪便，进行仔细观察。

实践器材、试剂、标本

1.实践器材　一次性塑料便盒。
2.标本　新鲜粪便。

实践训练

1.观察外观　取新鲜粪便，仔细观察其颜色及性状。
2.观察特殊成分　选择粪便异常部分，仔细观察有无黏液、寄生虫等。
3.报告方式　根据不同颜色和性状作描述性报告，如颜色为黄色、褐色、红色、黑色、白色等；性状为柱状软便、球形硬便、稀汁样便、黏液脓血便、米泔样便等。

质量要求

1.标本要新鲜。
2.容器要恰当。

实践结果

·参考区间

（1）颜色：黄色、黄褐色；婴儿便为黄色或金黄色。

（2）性状：柱状软便；婴儿便较稀软。

（3）无黏液及寄生虫体。

·实际结果

·结果分析

学习评价

·自我反思及收获

·教师评价

拓展与自测

1.请思考：拿纸巾包裹的粪便可以用于粪便检查吗？为什么？

2.描述一下自己的粪便理学性质。

职业能力 9-1-2　粪便显微镜检验

▶▶学习目标

掌握粪便显微镜检验方法，熟悉粪便中各种有形成分的形态特点。

实践内容

用生理盐水将粪便稀释，置于载玻片上，加上盖玻片。在显微镜低倍镜和高倍镜下观察粪便中有形成分。

实践器材、试剂、标本

1.实践器材　显微镜、载玻片、盖玻片、竹签。

2.试剂　生理盐水，细胞染色用瑞氏染液，脂肪染色用苏丹Ⅲ染液，寄生虫卵用卢戈碘液。

3.标本　新鲜粪便。

实践训练

1.制备涂片　取洁净载玻片滴加生理盐水1~2滴，用竹签挑取粪便中的异常部位或多处取材，与生理盐水混合涂成薄片，面积约占玻片的2/3，厚度以能透视纸上字迹为宜，加盖玻片。

2.镜下观察　首先在低倍镜下扫视全片有无虫卵、原虫和食物残渣等，再换高倍镜观察细胞的情况，并对其数量进行估计。常见细胞及食物残渣形态见表9-1。

表9-1　粪便细胞、食物残渣的形态特征

名称	形态特征	鉴别方法
红细胞	有折光性双凹的圆盘状、草黄色，大小与血液中红细胞一致	与酵母菌鉴别：①加冰乙酸后，红细胞溶解而酵母菌不溶。②瑞氏染色
白细胞（粒细胞）	退化形态、肿胀、边缘不整齐或已破碎、核结构不清、胞质充满细小的颗粒，呈灰白色，常成堆出现	瑞氏染色
吞噬细胞	直径15~30μm，大小不等，圆形、卵圆形或有伪足，胞核1~2个，含有吞噬的颗粒、细胞碎屑、细胞、细菌等	与上皮细胞鉴别：瑞氏染色
上皮细胞	卵圆形或短柱状、细胞较厚，结构模糊	
肌纤维	黄色，长方形，具有横纹或纵纹，两端椭圆	滴加乙酸可使结构清晰
淀粉颗粒	有同心性线纹状或不规则的条纹状，大小不等，呈圆形、椭圆形的颗粒	加碘液后染成黑色，若部分水解时呈红褐色
脂肪颗粒	大小不等的圆形光亮小球，有折光	苏丹Ⅲ染色，呈黄色或橘红色

质量要求

1.标本要新鲜，容器要恰当。

2.应多制备几张涂片镜检以提高阳性率，寄生虫卵检查应厚涂片。

3.显微镜检查时应低倍镜扫视全片观察有无虫卵等，细胞检查用高倍镜观察至少10个视野。

4.注意观察与鉴别病理成分，必要时采用各种染色方法加以鉴别。瑞氏染色鉴别红细胞、粒细胞、吞噬细胞、上皮细胞等与植物细胞、植物纤维；碘液或其他染色液染色鉴别虫卵与植物细胞；革兰染色鉴别细菌。

实践结果

· 参考区间

（1）细胞：无红细胞，无或偶见白细胞。

（2）虫卵：无寄生虫卵。

（3）食物残渣：可见少量。

· 实际结果

_____

_____

_____

· 结果分析

_____

_____

_____

学习评价

· 自我反思及收获

_____

_____

· 教师评价

_____

_____

_____

拓展与自测

请思考：制备粪便涂片时，应挑取粪便中的哪部分进行制片？

_____

_____

职业能力 9-1-3　粪便隐血试验

▶▶ 学习目标

掌握隐血试验的单克隆抗体胶体金检测法。

实践内容

粪便隐血试验，利用抗人血红蛋白单克隆抗体或多克隆抗体与人血红蛋白具有特异性结合的特点进行检测。检测时，试纸条浸入被检的稀释粪便悬液，粪便悬液通过层析的作用，沿着试纸条上行。若粪便中含有Hb，在上行过程中与Hb单克隆抗体结合，待行至羊抗人Hb多抗体线时，形成金标记的抗人Hb单抗–粪Hb–羊抗人Hb多抗复合物，在纸条上显现一条紫红色线，即为反应线阳性；试带上无关的金标记鼠IgG随粪便悬液上行至羊抗鼠IgG处时，与之结合形成又一条紫红色线，为质控线阳性，即隐血试验阳性时试带出现2条紫红色线。如果只在质控线处显现1条紫红色线，为隐血试验阴性，试带无紫红色线出现即说明试带已失效。

实践器材、试剂、标本

1.**实践器材**　试管、载玻片。
2.**试剂**　粪便隐血试验商品试剂盒、蒸馏水。
3.**标本**　新鲜粪便。

实践训练

1.**制备粪便悬液**　取洁净干燥的小试管加入0.5ml蒸馏水（或载玻片1张，滴加2~3滴蒸馏水），取粪便10~50mg，调成均匀混悬液。
2.**浸试带**　将试纸条的反应端浸入粪便悬液，5分钟内观察纸条上有无颜色变化。
3.**结果判断与报告**　见表9–2。

表9–2　粪便隐血试验结果判断（单克隆抗体胶体金法）

结果判断标准	报告方式
反应线和质控线同时呈现紫红色（两条带）	阳性
只有质控线呈现紫红色（一条带）	阴性
反应线与质控线均不呈色（无条带）	试带失效

质量要求

1.标本要新鲜，容器要恰当。

2.不同厂家试剂盒方法有差异，操作与结果判断应以所用试剂盒的说明书要求为准。

3.月经期、血尿、痔疮出血患者慎重收集样本，以免血液污染粪便影响结果。

4.以下几种情况容易出现假阴性：①上消化道出血患者因血红蛋白经过肠道消化酶降解变性而不具备原来的免疫原性；②出血过多，抗原过剩而出现后带现象；③粪便留取时间较长，血红蛋白被细菌分解。

实践结果

· 参考区间

粪便隐血试验：阴性。

· 实际结果

_____

_____

· 结果分析

_____

_____

学习评价

· 自我反思及收获

_____

_____

· 教师评价

_____

_____

拓展与自测

1.请列举哪些情况可能导致粪便隐血试验假阴性。

_____

_____

2.小明在检测过程中遇到"粪便颜色为柏油样便，隐血试验阴性"，请问什么原因导致上述情况？如何改进试验，纠正结果？

_____

_____

学习任务 9-2 脑脊液检验

职业能力 9-2-1 脑脊液理学检验

▶▶ **学习目标**

掌握脑脊液理学检查的内容。

实践内容

取适量脑脊液，肉眼观察颜色、透明度、凝块或薄膜等。

实践器材、试剂、标本

1. **实践器材** 小试管。
2. **标本** 新鲜脑脊液。

实践训练

1. **观察颜色** 混匀标本，自然光下肉眼观察脑脊液的颜色。
2. **观察透明度** 混匀标本，光线适当，衬黑色背景肉眼观察脑脊液的透明度。
3. **观察凝块或薄膜** 轻轻倾斜试管，肉眼仔细观察脑脊液有无凝块或薄膜。
4. **报告方式** 根据实际情况如实报告观察结果。
（1）颜色：无色、乳白色（米汤样）、红色、暗红色、黄色、绿色、褐色、灰色或黑色等。
（2）透明度：清晰透明、微混、混浊等。
（3）凝块或薄膜：无凝块、有凝块、有薄膜等。

质量要求

1. 标本由临床医师行腰椎穿刺采集至3支无菌试管，每管1~2ml，第1管用于化学或免疫学检查，第2管用于病原微生物学检查，第3管用于理学和显微镜检查。采集后应立即送检，应用封闭容器转运，避免振荡，及时检查。

2.标本观察

（1）观察颜色和透明度：光线、背景要适宜，标本应混匀。

（2）观察凝块或薄膜：疑为化脓性脑膜炎，可将脑脊液在常温下放置1~2小时，再观察脑脊液表面有无薄膜、凝块和沉淀；疑为结核性脑膜炎，标本应在2~4℃环境中静置12~24小时，再观察脑脊液表面有无薄膜或纤细凝块形成。

实践结果

· 参考区间

无色、清澈透明、无凝块、无沉淀，静置12~24小时后不形成薄膜。

· 实际结果

_____

_____

· 结果分析

_____

_____

学习评价

· 自我反思及收获

_____

_____

· 教师评价

_____

_____

拓展与自测

描述正常脑脊液的理学性状特征。

_____

_____

职业能力 9-2-2　脑脊液显微镜检验

▶▶ 学习目标

掌握脑脊液显微镜检查的内容、操作方法。

实践内容

用脑脊液或稀释脑脊液充入计数池内，计数各种细胞数量，并进行细胞分类。

实践器材、试剂、标本

1.实践器材 试管、试管架、吸管、洗耳球、微量吸管、乳胶吸头、脱脂棉、改良牛鲍氏计数板、载玻片、推片、显微镜、离心机。

2.试剂 生理盐水、冰乙酸、白细胞稀释液、瑞氏染液。

3.标本 新鲜脑脊液。

实践训练

1.细胞总数计数

（1）直接计数法：适用于清晰透明或微混、细胞总数不高的脑脊液标本。

1）充池：标本混匀，用微量吸管吸取适量脑脊液，直接充入改良牛鲍氏计数板的计数池内，静置2~3分钟。

2）计数：低倍镜下计数2个计数池四角及中央共10个大方格内的细胞总数。

3）计算：细胞数/L=10个大方格内的细胞总数 $\times 10^6$。

4）报告方式：脑脊液细胞总数：XX $\times 10^6$/L。

（2）稀释计数法：适用于混浊、细胞较多的脑脊液标本。

1）稀释：根据脑脊液混浊程度、细胞量，用生理盐水对标本进行适当倍数的稀释。

2）充池：用微量吸管吸取混匀后的稀释的脑脊液，充入改良牛鲍氏计数板的计数池，静置2~3分钟。

3）计数：低倍镜下计数四角4个大方格内的细胞总数。

4）计算：细胞数/L= $\dfrac{4个大方格内的细胞总数}{4} \times 10 \times$ 稀释倍数 $\times 10^6$。

5）报告方式：脑脊液细胞总数：XX $\times 10^6$/L。

2.白细胞计数

（1）直接计数法：适用脑脊液标本类型同上。

1）破坏红细胞：在小试管内加入冰乙酸1~2滴，转动试管，试管内壁黏附冰乙酸后弃去液体，滴加混匀的脑脊液3~4滴，充分混匀，静置2~3分钟，待红细胞被破坏。

2）充池：用微量吸管吸取混匀处理后的脑脊液，充入改良牛鲍氏计数板2个计数池，静置2~3分钟。

3）计数：低倍镜下计数2个计数池内四角及中央共10个大方格的白细胞总数。

4）计算：白细胞数/L=10个大方格内的白细胞总数 $\times 10^6$。

5）报告方式：脑脊液白细胞数：XX $\times 10^6$/L。

（2）稀释计数法：适用于白细胞较多，混浊或血性的脑脊液标本。

1）稀释：根据标本混浊程度不同，用白细胞稀释液对标本进行一定倍数的稀释，混匀，放置数分钟，待红细胞被破坏。

2）充池：用微量吸管吸取混匀后的稀释脑脊液，充入改良牛鲍氏计数板的1个计数池，静置2~3分钟。

3）计数：低倍镜下计数四角4个大方格内的白细胞总数。

4）计算：白细胞数/L= $\dfrac{4个大方格内的细胞总数}{4} \times 10 \times$ 稀释倍数 $\times 10^6$。

5）报告方式：脑脊液白细胞数：XX $\times 10^6$/L。

3.白细胞分类计数

（1）直接分类法

1）高倍镜分类计数：白细胞计数后，将低倍镜换为高倍镜，直接在高倍镜下根据细胞核的形态分别计数多个核细胞（粒细胞系）和单个核细胞（淋巴细胞、单核细胞和间皮细胞），应至少计数100个有核细胞。

2）报告方式：脑脊液细胞分类：多个核细胞XX%；单个核细胞XX%。

（2）染色分类法：适用于细胞形态异常、数量过多，不易区分细胞形态的标本。

1）离心：将脑脊液经1500r/min离心5分钟。

2）制备涂片：取沉淀物2滴，加正常血清1滴，推片制成均匀薄膜，置室温或37℃温箱内待干。

3）染色：瑞氏染色。

4）油镜分类计数：油镜下至少分类计数100个有核细胞。

5）报告方式：报告方式与外周血白细胞分类计数相同。

质量要求

1.细胞计数应在标本采集后1小时内进行，以免细胞变形、破坏或脑脊液凝固。

2.标本在充池前要充分混匀，充池符合要求。

3.标本离心时速度不宜过快；涂片固定时间不宜过长，更不能用火焰高温固定，以免细胞皱缩，使分类计数困难。

实践结果

· 参考区间

（1）细胞总数计数：正常人脑脊液无红细胞，仅有少量白细胞。

（2）白细胞计数：成人（0~8）×10^6/L；儿童（0~15）×10^6/L；新生儿（0~30）×10^6/L。

（3）白细胞分类计数：成人淋巴细胞40%~80%，单核细胞15%~45%，中性粒细胞0~6%；新生儿淋巴细胞5%~35%，单核细胞50%~90%，中性粒细胞0~8%。

· 实际结果

· 结果分析

学习评价

· 自我反思及收获

· 教师评价

拓展与自测

请说一说淋巴细胞和单核细胞在瑞氏染色下的形态学差异。

职业能力 9-2-3　脑脊液蛋白质定性试验

▶▶ 学习目标

掌握脑脊液蛋白质定性试验（Pandy定性试验）的原理、操作方法。

实践内容

脑脊液中的球蛋白与苯酚结合，可形成不溶性蛋白盐而产生白色混浊或沉淀。

实践器材、试剂、标本

1. **实践器材**　小试管、刻度吸管、滴管。
2. **试剂**　饱和苯酚溶液，避光保存。
3. **标本**　新鲜脑脊液。

实践训练

1. **加试剂**　取试管1支，加入饱和苯酚溶液2~3ml。
2. **加标本**　用滴管取脑脊液，垂直滴入小试管1~2滴。
3. **观察结果**　在白光下，衬黑色背景，立即用肉眼观察有无白色混浊或沉淀以及混浊或沉淀程度。再轻轻混匀，继续观察。
4. **判断结果**　根据混浊或沉淀程度按以下标准判断结果：（－）清晰透明，不显雾状；（±）呈微白雾状，在黑色背景下才能看到；（+）灰白色云雾状；（++）白色混浊；（+++）白色浓絮状沉淀；（++++）白色凝块。
5. **报告方式**　脑脊液蛋白质定性试验（Pandy试验）：阴性（－）、极弱阳性（±）或阳性（+~++++）。

质量要求

1. 试管应洁净，质地均匀，透明度好，以便于观察试验结果。
2. 苯酚要符合一定的纯度，以免不纯引起假阳性。
3. 标本混浊或穿刺时混入血液成分如血清蛋白、红细胞，可引起假阳性。
4. 可利用适量的球蛋白，作为阳性对照。

实践结果

·参考区间

阴性或极弱阳性。

·实际结果

·结果分析

学习评价

·自我反思及收获

·教师评价

拓展与自测

如果标本混入血液成分，该如何处理？

学习任务 9-3　浆膜腔积液检验

职业能力 9-3-1　浆膜腔积液理学检验

▶▶ 学习目标

掌握浆膜腔积液理学检查的内容。

实践内容

测定浆膜腔积液的总量及比重，肉眼观察颜色、透明度、凝固性等。

实践器材、试剂、标本

1.实践器材　量筒、比重计、比重筒。

2.标本　新鲜浆膜腔积液。

实践训练

1.总量　用量筒测定浆膜腔积液的总量。

2.颜色　混匀标本，肉眼观察积液的颜色，以灰白色、乳白色、淡黄色、黄色、棕色、鲜红色或暗红色等报告。

3.透明度　混匀标本，肉眼观察积液的透明度，分别以清晰透明、微混、混浊等报告。

4.凝块形成　轻轻倾斜试管，肉眼仔细观察浆膜腔积液有无凝块形成。

5.比重测定

（1）折射计法：在测量玻璃板上加1滴标本，放下平板压在标本上，使两块玻璃板平行。手持仪器，面对光源，从目镜观察，读取明暗场交界线处的比重值。

（2）比重计法：将适量积液沿管壁缓缓倒入比重筒，比重计轻轻捻转放入，使其竖直悬浮在积液中，待稳定后，读取积液凹面的比重刻度，以1.0XX方式报告。

质量要求

1.标本由临床医师行浆膜腔穿刺术采集，采集标本分4管留取，每管1~2ml。第1管供细菌学检验（如怀疑结核分枝杆菌，应留取10ml），必须置于无菌试管；第2管供化学或免疫学检查（化学检查宜用肝素抗凝）；第3管供理学和细胞学检查（宜用EDTA-K$_2$抗凝）；第4管不加任何抗凝剂以观察有无凝固现象。采集标本后应立即送检，及时检查。

2.观察标本颜色和透明度时，光线、背景要适宜，标本应混匀。

3.浆膜腔积液内可能含有各种致病性的病原生物，应按潜在生物危害物质处理；标本的采集、运送、检查及处理等过程要符合实验室生物安全原则，注意个人生物安全防护。

实践结果

·参考区间

淡黄色，清晰透明，无凝块；比重（漏出液＜1.015；渗出液＞1.018）。

·实际结果

·结果分析

学习评价

·自我反思及收获

....

....

·教师评价

....

....

拓展与自测

描述一下正常浆膜腔积液的理学性质。

....

....

职业能力 9-3-2　浆膜腔积液显微镜检验

▶▶学习目标

掌握浆膜腔积液显微镜检查的内容、操作方法。

实践内容

浆膜腔积液或稀释浆膜腔积液冲入计数池内，计数各种细胞的总数，并进行细胞分类。

实践器材、试剂、标本

1.**实践器材**　试管、试管架、吸管、微量吸管、洗耳球、乳胶吸头、棉球、改良牛鲍氏计数板、盖玻片、载玻片、推片、显微镜、离心机。

2.**试剂**　生理盐水、白细胞稀释液、冰乙酸、瑞氏染液。

3.**标本**　新鲜浆膜腔穿刺液。

实践训练

1.**有核细胞计数**

（1）直接计数法：适用于清晰透明或微混、细胞总数不高的浆膜腔积液标本。

1）破坏红细胞：在小试管内加入冰乙酸1~2滴，转动试管，使试管内壁黏有乙酸后倾去，滴加混匀的积液3~4滴，静置2~3分钟，使红细胞破坏。

2）充池：用微量吸管吸取适量混匀的浆膜腔积液，充入改良牛鲍氏计数板的计数池内，静置2~3分钟。

3）计数：低倍镜下计数2个计数池四角及中央共10个大方格内的细胞总数。

4）计算：有核细胞数/L=10个大方格内的细胞总数 $\times 10^6$。

5）报告方式：浆膜腔积液细胞总数：XX $\times 10^6$/L。

（2）稀释计数法：适用于混浊、细胞较多的浆膜腔积液标本。

1）稀释：根据浆膜腔积液混浊程度、细胞量，用白细胞稀释液对标本进行一定倍数的稀释。

2）充池：用微量吸管吸取混匀后的稀释的浆膜腔积液，充入改良牛鲍氏计数板的计数池，静置2~3分钟。

3）计数：低倍镜下计数2个计数池四角及中央共10个大方格内的细胞总数。

4）计算：有核细胞数/L=10个大方格内的细胞总数 × 稀释倍数 $\times 10^6$。

5）报告方式：浆膜腔积液细胞总数：XX $\times 10^6$/L。

2.有核细胞分类

（1）直接分类法：高倍镜分类计数。有核细胞计数后，将低倍镜换为高倍镜，直接在高倍镜下根据细胞核的形态分别计数多个核细胞（粒细胞）和单个核细胞（淋巴细胞、单核细胞和间皮细胞），至少应计数100个有核细胞。

（2）染色分类法

1）离心：将积液经1500r/min离心5分钟。

2）制备涂片：取沉淀物推片制成均匀薄片，置室温或37℃温箱内干燥。

3）染色：瑞氏染色。

4）油镜分类计数：油镜下分类计数至少100个有核细胞。

5）报告方式：一般可见到淋巴细胞、中性粒细胞、嗜酸性粒细胞和间皮细胞，报告方式与外周血白细胞分类计数方式相同。

质量要求

1.标本采集后应立即送检，以免细胞变形、破坏，影响细胞计数和分类结果。

2.标本在充池前要充分混匀，充池符合要求。

3.标本离心时速度不宜过快；涂片固定时间不宜过长，更不能用火焰高温固定，以免细胞皱缩，使分类计数困难。

4.注意有核细胞计数应包括间皮细胞。染色分类计数过程中，如发现间皮细胞和不能分类的异常细胞，应另外描述或加做HE、巴氏染色等查找肿瘤细胞。

实践结果

· 参考区间

有核细胞计数：漏出液 $< 100 \times 10^6/L$；渗出液 $> 500 \times 10^6/L$。

· 实际结果

· 结果分析

学习评价

· 自我反思及收获

· 教师评价

拓展与自测

请说一说漏出液和渗出液的区别。

职业能力 9-3-3　浆膜腔积液蛋白质定性试验

>> 学习目标

　　掌握浆膜腔积液黏蛋白定性试验（Rivalta 试验）的原理、操作方法。

实践内容

　　浆膜腔积液黏蛋白定性试验又称李凡他试验。浆膜上皮细胞在炎症刺激下分泌黏蛋白增加，黏蛋白是一种酸性糖蛋白，等电点为 pH 3.0~5.0，在稀乙酸溶液中可以产生白色云雾状沉淀。

实践器材、试剂、标本

1.实践器材　量筒、滴管。

2.试剂　冰乙酸、蒸馏水。

3.标本　新鲜浆膜腔积液。

实践训练

1.加试剂　在100ml量筒中加冰乙酸2~3滴，再加入约100ml蒸馏水，混匀。

2.加标本　用滴管取积液，垂直滴入量筒3~5滴。

3.结果观察　立即衬黑色背景用肉眼观察有无白色云雾状沉淀生成及下降程度。

4.结果判断

（1）阴性：清晰，不出现白色沉淀或沉淀不明显，并很快消失。

（2）阳性：出现白色云雾状沉淀并很快下降至量筒底部：（±）渐呈白雾状；（+）呈白色雾状；（++）呈白色薄云状；（+++）呈白色浓云状。

5.报告方式　黏蛋白定性试验：阴性、可疑（±）或阳性（+~+++）。

质量要求

1.如果积液中细胞较多，应离心后取上清液进行试验。

2.试验时，冰乙酸要和蒸馏水充分混匀，衬黑色背景观察结果。

3.球蛋白不溶于水且可呈现云雾状混浊，若积液中球蛋白含量升高，可引起假阳性。

实践结果

·参考区间

阴性。

·实际结果

·结果分析

学习评价

· 自我反思及收获

· 教师评价

拓展与自测

如何利用浆膜腔积液黏蛋白定性试验区分渗出液和漏出液？

项目 10　生殖道分泌物检验

职业能力 10-1-1　精液理学检验

》》学习目标

　　1.掌握精液理学检验各项目的操作质量要求。

　　2.能进行精液外观（颜色、透明度）、精液量、黏稠度、酸碱度、液化时间的试验操作。

实践内容

　　1.**内容**　对精液外观、精液量、黏稠度、酸碱度、液化时间进行试验操作。

　　2.**原理**

　　（1）精液外观：采集一次性排出的全部精液，通过肉眼观察其自行液化前、后的颜色、透明度，并分别记录报告。

　　（2）精液酸碱度：用精密pH试纸或pH计测定液化精液酸碱度。

　　（3）精液量：精液完全液化后，采用一次性精液专用采样管可直接读取精液量，以毫升（ml）报告，或采用小量筒或刻度试管测定全部精液量。

　　（4）精液液化时间：采集精液标本后立即观察是否凝固，然后置于37℃孵育，每隔5分钟观察一次，记录精液从凝固至完全液化所需时间。

　　（5）精液黏稠度：采用玻璃棒挑取或滴管滴落方法，观察完全液化后的精液黏丝长度。

实践器材、试剂、标本

　　1.**器材**　37℃温箱，计时器，Pasteur滴管（5ml），刻度试管，玻璃棒，吸管（1ml），精密pH试纸（pH 5.5~9.0）或pH计。

　　2.**标本**　新鲜精液。

实践训练

1.精液外观检查

（1）测定方法

1）取刚采集的精液，肉眼观察其颜色与透明度，记录并报告结果。

2）待精液自行液化后，肉眼观察其颜色与透明度，记录并报告结果。

（2）结果报告：颜色及透明度报告时，颜色以灰白色、乳白色、淡黄色、黄色、棕色、鲜红色或暗红色等报告；透明度以透明、半透明或不透明报告。

2.精液酸碱度检查　用精密pH试纸或pH计测定精液液化后的酸碱度，记录，并报告结果。

3.精液量检查　取完全液化的全部精液，移入小量筒或刻度试管测定其体积。以精液毫升数报告。

4.精液液化时间检查

（1）测定方法

1）滴管法：接收标本，观察→37℃孵育→每隔5分钟肉眼观察1次精液流动状况。观察时用口径较细的滴管吸取精液，若精液很容易被吸取且未见未完全液化的精液条索，停止计时，记录时间。

2）肉眼观察法：接收标本，观察→37℃孵育→每隔5分钟肉眼观察1次精液流动状况。观察时将盛精液的容器倾斜移近光源，观察精液是否有"扩散、流动"现象，当精液由胶胨状变为均匀流动状液体时，停止计时，记录时间。

（2）结果报告：60分钟仍未液化的，报告液化时间大于60分钟。

5.精液黏稠度检查

（1）测定方法

1）玻棒法：用玻璃棒插入完全液化的精液，观察提起后形成黏液丝的长度。

2）滴管法：用口径约1.5mm的塑料吸管缓慢地将完全液化的精液吸入，观察在重力作用下精液形成黏液丝的长度。

（2）结果判断：精液黏稠度可分为Ⅲ级。

Ⅰ级：30分钟精液基本液化，玻棒提拉精液呈丝状黏稠丝。

Ⅱ级：60分钟精液不液化，玻棒提拉可见粗大黏稠丝，涂片有较明显黏稠感。

Ⅲ级：24小时精液不液化，难以用玻璃棒提拉起精液，黏稠性很高，涂片困难。

（3）参考区间：拉丝长度＜2cm，滴管法测定时，精液呈水样，精液形成不连续小滴。

质量要求

1.精液外观检查

（1）应在光线明亮处观察精液外观。

（2）刚排出的精液呈灰白色或乳白色，不透明。应在液化后立即或于排精后1小时内进行检查。

2.精液酸碱度检查

（1）pH测定应在精液液化30分钟至1小时内完成，超过1小时可因CO_2丢失而影响测定结果。

（2）对于黏稠样本，应采用对于黏稠样本专用的pH试纸进行检测。

（3）细菌污染可使精液pH升高。

（4）正常情况下选用pH范围在6.0~10.0的试纸。

3.精液量检查

（1）应待精液完全液化后，测量全部精液。

（2）应注意精液标本采集、处理时的质量控制，精液的一次排出量与排精间隔时间有关，应加以考虑。

（3）不推荐用注射器或移液器从标本容器中吸取样本注入量筒中测量体积，因该方式无法保证不损失样本，从而导致对体积的低估，损失量为0.3~0.9ml。

4.精液液化时间检查

（1）患者射精后应立即准确记录排精时间，尽快送检。

（2）液化时间观察过程中精液应放置在37℃恒温环境，每5分钟观察1次。

（3）正常液化精液可以含有少量不液化的胶胨状颗粒，但无临床意义。黏液丝的出现可能干扰精液分析。

（4）若精液不液化，需另行处理，如用机械混匀或用1g/L菠萝蛋白酶消化，这些处理可能对精液检查结果有影响，应记录处理方法，以便做出正确的判断。

5.精液黏稠度检查　精液黏稠度测定应在精液完全液化后进行，部分不液化样本表现为精液黏稠度不随时间延长而改变。高度黏稠的样本，减轻黏稠的方法同处理不液化精液样本相同。

实践结果

·参考区间

（1）颜色与透明度：刚排出的精液呈微混浊的灰白色，自行液化后为均质、半透明乳白色（久未射精者的精液可略显浅黄色）。

（2）pH为7.2~8.0。

（3）精液量为1.5~6.8ml。

（4）液化时间＜60分钟。

（5）黏稠度

1）滴管法：呈水样，形成不连续小滴，液滴长度不超过2cm。

2）玻棒法：拉丝长度≤2cm。

·实际结果

_____

_____

·结果分析

_____

_____

学习评价

·自我反思及收获

_____

_____

·教师评价

_____

_____

拓展与自测

1.简述精液理学检查的简易流程。

_____

2.精液理学检查各项目，试验操作注意事项有哪些？

_____

职业能力 10-1-2　精子活动率、活动力和存活率检验

学习目标

1.掌握精子活动率、活动力和存活率测定的操作质量要求。

2.能进行精子活动率、活动力和存活率的试验操作。

实践内容

1.内容　对精子活动率、活动力和存活率进行试验操作。

2.原理

（1）精子活动率

1）直接涂片法：即显微镜法。液化后的精液滴于载玻片上，显微镜观察精子运动状态，依据精子活动力分级标准分析精子活动情况并进行分级。

2）计算机辅助精子分析法（computer-aided sperm analysis，CASA法）：采用计算机分析技术和图像处理技术相结合，利用微机控制下的图像采集系统，对精子的动、静态图像进行连续拍摄和分析处理，以获得精子活动力、精子浓度和运动轨迹等多项参数。

（2）精子活动率：将液化后的精液滴于载玻片上，显微镜观察精子的活动情况，计算活动精子所占精子总数的百分率。

（3）精子存活率

1）伊红染色法：活精子膜完整，染料不能通过精子膜进入精子内，加入染料后活的精子不着色；精子死亡后其细胞膜破损，失去屏障作用，染料进入精子内，使精子着色，于高倍镜下判断精子死亡情况，计算活精子百分率。

2）低渗膨胀精子活率试验：活精子膜完整，将精子置入低渗的溶液中，由于渗透压的改变，水分可通过精子膜进入精子，由于精子尾部的膜更柔软，疏松，所以精子尾部肿胀/弯曲，用相差显微镜观察，计算出现肿胀精子的百分率，也即精子存活率。

实践器材、试剂、标本

1.器材　载玻片、盖玻片、显微镜。

2.试剂　5g/L伊红Y染液：伊红Y 5g，加生理盐水至1000ml。

3.标本　新鲜液化精液。

实践训练

1.精子活动力检查

（1）制片：取液化后混匀的精液1滴滴于载玻片上，覆盖盖玻片，放置1分钟。

（2）镜检：高倍镜下至少连续观察5个视野，对200个精子进行分级、计数。

（3）计算：计算各级活动力精子的百分率。以精子总活力百分率和前向运动百分率报告结果。

2.精子活动率检查

（1）制片：混匀完全液化的精液1滴于载玻片上，加盖玻片，静置1分钟。

（2）镜检：高倍镜下观察计数至少5个视野200个精子中有尾部活动的精子数，计算精子活动率的百分率，记录并报告结果。

3.精子存活率检查：

（1）伊红染色法

1）湿片法：在载玻片上加新鲜液化精液和5g/L伊红Y染液各1滴，混匀后加上盖玻片，放置30秒后在高倍镜下观察，计数200个精子中不着色精子（活精子）数量及着红色精子（死精子）数量，计算未着色精子（活精子）的百分率。

2）干片法：在载玻片上加新鲜液化精液和5g/L伊红Y染液各1滴，混匀，1分钟后推成薄片，待自然干燥后在高倍镜下计数200个精子，计算未着色精子（活精子）的百分率。

染色结果判断：①如呈白色或淡粉红色的精子头部（细胞膜完整），则为活精子；如呈红色或暗粉红色的精子头部（细胞膜受损），则为死精子。②如染色仅限于精子颈部区域，剩余的头部未染色，则可认为是"颈部细胞膜不全"，认为是存活精子。③如难以辨识浅染的头部，可使用苯胺黑以增加背景的对比度。

（2）低渗膨胀精子活率试验

1）准备试剂：取低渗膨胀液1ml，37℃水浴加热低渗膨胀液5分钟。

2）加标本：加液化精液标本0.1ml，混匀，37℃孵化30分钟。

3）涂片：取精液涂片，覆盖盖玻片。

4）镜检：相差显微镜（200~400倍）观察、计数。

5）结果判断：精子尾部未膨胀为死精子，精子尾部膨胀为活精子（图10-1）。

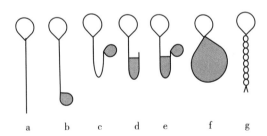

图10-1　低渗膨胀状态下的人类精子的典型形态变化表现示意图

a.无变化；b~g.不同的尾部变化示意图，灰色区域为尾部肿胀。

质量要求

1.精子活动力检查

（1）标本：①标本采集后立即送检，注意保温；②由于脱水、pH和环境温度的改变均会影响精子活力，故应在30分钟内完成检查，最大限度不能超过1小时；

③1小时标本不液化，可对标本进行处理，加速液化，再检查活动率，并标注在报告单上。

（2）器材：①推荐使用带有网线和网格的目镜，以限制观察区域，使2次计数观察的是载玻片上相同的区域；②应采用符合规格的22mm×22mm盖玻片。

（3）温度：精子活动力依赖于环境温度，标本应在37℃下孵育，并使用预热的载玻片和盖玻片制备样本；在带有加热37℃载物台的显微镜进行检查，检测要快速。

（4）混匀：充分混匀，避免气泡产生，可使用宽孔（直径接近1.5mm）的一次性无菌塑料吸管向样本中插入，抽吸10次来达到混匀标本的目的，不可用高速涡旋器，以免损伤精子。

（5）制片：①制片时精液的体积和盖玻片的尺寸必须标准化，从而保持精子在固定厚度约20μm条件下自由游动（将10μl的定量精液滴在干净载玻片上，盖上22mm×22mm的盖玻片，形成近20μm厚度）；②覆盖盖玻片时，依托盖玻片的重量使标本均匀展开，应注意避免在盖玻片和载玻片之间产生气泡，精液稳定后应尽快进行检测；③等待湿片内精液样本停止漂移后才开始计数（60秒）。

（6）高倍镜计数：①计数开始时间应随机选择，计数要迅速，防止标本干涸；②建议计数2次，如2次结果比较接近，取均值报告，如2次结果相差较大，需重新制备样本，再进行检查；每个标本至少在5个不同的区域计数，所数的精子总数应该不低于200个，以避免小样本错误。

2.精子活动率检查　同精子活动力检查。若不活动精子过多（＞75%），可能为死精症，应采用体外精子活体染色法进一步确证。

3.精子存活率检查

（1）检测应在精液液化后（最好在30分钟之内）进行，务必在排精后1小时之内完成。时间过长，可因脱水及温度的变化对评估结果产生的负面影响。

（2）为了减少误差，每个标本至少要数200个精子。

（3）每份样本需同时检测2次，并确定差值是否可以接受，否则，需重新制作并进行检测。

实践结果

·参考区间

（1）精子活力：总活力精子（PR+NP）≥40%；前向运动精子（PR）≥32%。

（2）精子活动率：排精60分钟内，精子活动率为80%~90%（至少＞60%）。

（3）精子存活率：≥58%。

· 实际结果

· 结果分析

学习评价

· 自我反思及收获

· 教师评价

拓展与自测

1.简述精子活动率、活动力和存活率检查的简易流程。

2.精子活动率、活动力和存活率各项目，试验操作注意事项有哪些？

职业能力 10-1-3　精子计数

▶▶ 学习目标

1.掌握精子显微镜计数操作的质量要求。
2.能进行精子显微镜计数的试验操作。

实践内容

1.**内容**　对精子显微镜计数进行试验操作。

2.**原理**　根据计数工具不同，分为改良牛鲍氏计数板、Makler 计数板、Microcell 计数板等。临床多采用改良牛鲍氏计数板计数，其原理与血细胞显微镜计数法相同。

实践器材、试剂、标本

1.**实践器材**　刻度吸管、洗耳球、小试管、微量吸管、改良牛鲍氏计数板、盖玻片、纱布、乳胶吸头、干脱脂棉、显微镜。

2.**试剂**　精子稀释液：碳酸氢钠 5g，40% 甲醛 1ml，加蒸馏水至 100ml，待完全溶解过滤后使用。

3.**标本**　新鲜液化精液。

实践训练

1.**稀释精液**　在小试管内加精子稀释液 0.38ml，再加入混匀的液化精液 20μl，充分混匀。

2.**充池**　取混匀后的稀释精液，充入改良牛鲍氏计数板计数池内，静置 3~5 分钟。

3.**计数**　以精子头部作为基准进行计数。

1）中央大方格每个中方格内精子少于 10 个，计数中央大方格所有 25 个中方格内的精子数。

2）中央大方格每个中方格内精子在 10~40 个，计数中央大方格其中 10 个中方格内的精子数。

3）中央大方格每个中方格内精子多于 40 个，计数中央大方格四角和中央 5 个中方格内的精子数。

4.**计算**　$精子数/L = \dfrac{计数精子数}{计数的中方格数} \times 25 \times 10 \times 20 \times 10^6$

式中：×25，换算成 1 个大方格内精子数；×10，由 0.1μl 精子数换算成 1μl 精子数；×20，精液的稀释倍数；×10^6，由 1μl 换算成 1L。

$精子总数 = 精子数/L \times 精液量（ml）\times 10^{-3}$

5.**报告方式**　精子数 XX×10^9/L；精子总数 XX×10^6/1 次射精。

质量要求

（1）标本：精液标本必须完全液化，吸取精液前务必充分混匀标本，吸取精液量必须准确。

（2）涂片：如直接涂片法未发现精子，应离心后取沉淀物进行检查，如两张重复湿片均无精子，则报告"无精子"。

（3）显微镜计数：①标本稀释比例适当，每次至少计数200个精子；②计数时以头部为基准，应计数结构完整的精子（有头和尾），有缺陷的精子（无头或尾）不计数在内，若数量多时应分开计数并记录；③手工法计数有一定误差，最好重复2次稀释和计数，如2次计数结果误差较大，应重新制备稀释样本，并进行计数，如2次计数结果差异程度不大，则取其平均值；④计数过程应在10~15分钟内完成。

实践结果

· 参考区间

精子数 $\geqslant 20 \times 10^9/L$；精子总数 $\geqslant 40 \times 10^6$ 精子/1次射精。

· 实际结果

_____

_____

· 结果分析

_____

_____

学习评价

· 自我反思及收获

_____

_____

· 教师评价

_____

_____

拓展与自测

1.简述精子显微镜计数的简易流程。

_____

_____

2.精子显微镜计数的试验操作注意事项有哪些？

_____

_____

职业能力 10-1-4　精子形态检查

>> **学习目标**

1.掌握精子形态检查的质量要求。

2.能进行精子形态检查的试验操作。

实践内容

1.内容　对精子形态进行鉴别。

2.原理　将液化精液涂片后，经过染色，油镜下观察200个精子，报告形态正常和异常的精子百分率。

实践器材、试剂、标本

1.实践器材　载玻片、镜油、显微镜。

2.试剂　95%乙醇、乙醚、瑞氏染液或改良巴氏染液。

3.标本　新鲜液化精液。

实践训练

1.制片　取液化精液1滴于载玻片上，采用压拉涂片法或推片法制片，自然干燥。

2.固定　用等量95%乙醇和乙醚混合液固定5~15分钟。

3.染色　瑞氏染色或改良巴氏染色。精子头部顶体染成淡蓝色，顶体后区域染成深蓝色，中段染成淡红色，尾部染成蓝色或淡红色，细胞质小滴位于头部后面或中段周围，巴氏染色染成绿色。

4.观察结果　油镜下计数200个精子，观察有无异形精子，报告正常和异常精子的百分率。

5.结果判断　精子正常形态和异常形态见图10-2。

（1）正常精子形态

1）精子头的形状是椭圆形的，巴氏染色精子头部长4.0~5.0μm，宽2.5~3.5μm，长宽之比应在1.50~1.75，顶体的界限清晰，占头部的40%~70%。

2）中段细，宽度＜1μm，约为头部长度的1.5倍，且在轴线上紧贴头部，细胞质小滴应小于正常头部大小的一半。

3）尾部应是直的、均一的，较中段细，非卷曲，其长约为45μm。

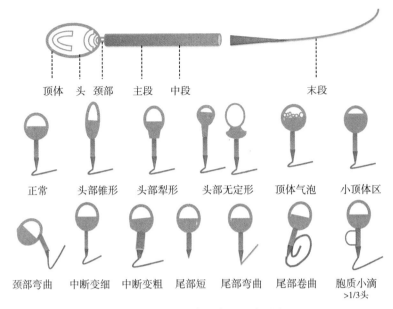

图 10-2 精子正常形态和异常形态

（2）常见的异常精子形态

1）头部缺陷：大头、小头、锥形头、梨形头、圆头、无定形头、有空泡头、顶体过小头、双头等。

2）颈段和中段缺陷：颈部弯曲、中段非对称地接在头部、粗的或不规则中段、异常细的中段等。

3）尾部缺陷：短尾、多尾、发卡形尾、尾部断裂、尾部弯曲、尾部宽度不规则、尾部卷曲等。

质量要求

涂片应厚薄适宜，以免影响着色和透明效果；当精子密度低时（$<2 \times 10^9/L$），需要浓缩精液标本，取沉淀物涂片检查；杂质很多或者黏稠度高的精液标本，需处理后进行涂片或进行洗涤，以减少背景干扰。

实践结果

· 参考区间

正常形态精子：4%~44%（异常精子应小于20%）。

· 实际结果

·结果分析

学习评价

·自我反思及收获

·教师评价

拓展与自测

1.简述精子形态检查简易流程。

2.总结精子形态异常有哪些?

学习任务 10-2　前列腺液检验

职业能力 10-2-1　前列腺液理学检验

▶ 学习目标

掌握前列腺液理学检查的方法和内容。

实践内容

前列腺液理学检查(外观、酸碱度)检查。

实践器材、试剂、标本

1. **器材**　载玻片、pH试纸。
2. **标本**　新鲜前列腺液。

实践训练

1. **前列腺液外观检查**　取新鲜前列腺液1滴于载玻片上，肉眼观察其颜色和性状，并记录。

2. **前列腺液酸碱度测定**　用pH试纸测试前列腺液的酸碱度，并记录其pH。

3. **报告方式**

（1）外观：以乳白色、黄色或红色等报告颜色；性状以稀薄、混浊、黏稠或脓性黏稠等报告。

（2）酸碱度：pH X.X。

质量要求

1. **标本采集**　采集标本前3天内禁止性生活，采集标本时应弃去流出的第1滴前列腺液。前列腺急性感染时，原则上禁止按摩前列腺。

2. **及时送检和检验**　采集标本后应立即送检，收到标本后应立即检验，以免标本干涸。

实践结果

· 参考区间

稀薄，呈淡乳白色；pH 6.3~6.5。

· 实际结果

_____

_____

· 结果分析

_____

_____

学习评价

· 自我反思及收获

_____

_____

·教师评价

拓展与自测

1.简述前列腺液理学检查的简易流程。

2.前列腺液理学检查各项目，试验操作注意事项有哪些？

职业能力 10-2-2 前列腺液显微镜检验

▶▶ 学习目标

1.掌握前列腺液显微镜检查操作的质量要求。
2.能进行前列腺液显微镜检查的试验操作。

实践内容

1.**内容** 对前列腺液显微镜检查进行试验操作。
2.**原理** 采用非染色直接涂片法或巴氏染色法、HE染色法、瑞氏染色法进行细胞形态检查。前列腺液还可以直接进行革兰染色和抗酸染色来检查病原微生物。

实践器材、试剂、标本

1.**实践器材** 载玻片、盖玻片、显微镜。
2.**试剂**
（1）乙醚乙醇固定液：乙醚49.5ml、95%乙醇49.5ml和冰乙酸1ml混匀，备用。
（2）巴氏染液或瑞氏染液等。
3.**标本** 新鲜前列腺液。

实践训练

图　卵磷脂
小体

1. 测定方法

（1）直接涂片法：取新鲜前列腺液1滴涂布于载玻片上，加盖玻片。高倍镜下观察10个视野内的卵磷脂小体、淀粉样小体、前列腺颗粒细胞、白细胞、红细胞、上皮细胞、精子、真菌、滴虫和结石等有形成分的种类、数量和分布情况，并记录。

（2）涂片染色法：常规制备前列腺液薄涂片，干燥后置于乙醚乙醇固定液中固定10分钟，自然干燥。根据检查目的进行不同的染色。高倍镜下观察各种细胞成分及其形态变化（特别是肿瘤细胞），并记录。

2. 结果判断

（1）卵磷脂小体：按下列标准判断。（+）卵磷脂小体平均占高倍镜1/4视野；（++）卵磷脂小体平均占高倍镜1/2视野；（+++）卵磷脂小体平均占高倍镜3/4视野；（++++）高倍镜下卵磷脂小体均匀布满视野。

（2）细胞：按"尿液细胞"判断标准进行判断。

3. 报告方式

（1）卵磷脂小体：+~++++，若未发现卵磷脂小体，则报告为"未见卵磷脂小体"。

（2）细胞：按尿有形成分显微镜检查方法报告。

（3）发现精子应报告。

质量要求

见表10-1。

表10-1　前列腺液检查的质量控制要求

项目	质量控制要求
标本	采集前列腺液标本后立即送检，以免干涸
前列腺液涂片	厚薄要适宜，染色检查的涂片要薄
显微镜检查	（1）用低倍镜观察全片，然后用高倍镜检查，至少观察10个以上高倍镜视野并记录观察结果； （2）对有形成分较少或标本量较少的标本，应扩大观察视野； （3）对检查结果有疑问时，及时请上级检验医师验证，复查结果，以达到有效监控目的； （4）非染色直接涂片法发现较大的、形态异常的细胞时，应进行染色检查

续表

项目	质量控制要求
统一报告方式	（1）高倍镜下卵磷脂小体满布视野可报告为"++++"； （2）高倍镜下卵磷脂小体占视野的3/4为"+++"； （3）高倍镜下卵磷脂小体占视野的1/2为"++"； （4）高倍镜下卵磷脂小体数量显著减少，分布不均，占视野的1/4为"+"； （5）其他成分按尿液有形成分显微镜检查方法报告
注意复检	1次采集标本失败或检验结果阴性，而指征明确者，可隔3~5天再次取材送检

实践结果

·参考区间

（1）卵磷脂小体：++~++++，分布均匀满视野。

（2）前列腺颗粒细胞：≤1个/HP。

（3）红细胞：＜5个/HP。

（4）白细胞：＜10个/HP。

·实际结果

·结果分析

学习评价

·自我反思及收获

·教师评价

拓展与自测

1.简述前列腺液显微镜计数的简易流程。

2.前列腺液显微镜计数的试验操作注意事项有哪些？

学习任务 10-3　阴道分泌物检验

职业能力 10-3-1　阴道分泌物理学检验

>> 学习目标

掌握阴道分泌物理学检查的内容及操作方法。

实践内容

阴道分泌物理学（外观、酸碱度）检验。

实践器材、试剂、标本

1.**实践器材**　消毒棉拭子、pH试纸。

2.**标本**　新鲜阴道分泌物。

实践训练

1.**阴道分泌物外观检查**　肉眼仔细观察阴道分泌物的颜色和性状。颜色以无色、红色、黄色或黄绿色等表示并报告；性状以透明黏性、血性、脓性、豆腐渣样、水样、奶油样等表示并报告。

2.**阴道分泌物酸碱度检查**　用pH试纸检测阴道分泌物的酸碱度，并记录其pH。

实践结果

·参考区间

（1）无色或淡乳白色，稀糊状。受卵巢功能影响，临近排卵期稀薄似蛋清状，排卵期2~3天后呈混浊黏稠状。

（2）育龄妇女pH 4.0~4.5，幼女及绝经后妇女缺乏雌激素，pH可达7左右。

· 实际结果

· 结果分析

学习评价

· 自我反思及收获

· 教师评价

拓展与自测

1.简述阴道分泌物理学检查的简易流程。

2.阴道分泌物理学检查各项目，试验操作注意事项有哪些？

职业能力 10-3-2 阴道分泌物显微镜检验

▶ 学习目标

掌握阴道分泌物显微镜检查操作及质量要求。

实践内容

1.**内容** 对阴道分泌物显微镜检查进行试验操作。

2.**原理** 利用显微镜对阴道分泌物湿片或染色涂片检查，根据所含白细胞（或脓细胞）、上皮细胞、杆菌、球菌的多少判断其清洁度，并观察有无真菌、寄生虫、特殊细菌及细胞等。

实践器材、试剂、标本

1. 实践器材 消毒棉拭子、载玻片、盖玻片、显微镜。

2. 试剂

（1）生理盐水。

（2）2.5mol/L KOH溶液：KOH 14g溶于100ml蒸馏水中。

（3）革兰染液、瑞氏染液。

3. 标本 新鲜阴道分泌物。

实践训练

1. 湿片法

（1）制备涂片：载玻片上滴加1滴生理盐水，取阴道分泌物与之混合制成涂片，加盖玻片。

（2）阴道清洁度检查：先用低倍镜，再用高倍镜观察涂片，根据杆菌、球菌、上皮细胞、白细胞（或脓细胞）的多少，判断清洁度。阴道分泌物清洁度结果判断，见表10-2。

表10-2 阴道分泌物清洁度结果判断

清洁度	杆菌	球菌	上皮细胞	白（脓）细胞/HP
Ⅰ	多量	—	满视野	0~5
Ⅱ	少量	少量	1/2视野	5~15
Ⅲ	少量	多量	少	15~30
Ⅳ	—	大量	—	＞30

图 阴道毛滴虫

（3）阴道毛滴虫（Trichomonas vaginalis，TV）检查：检查清洁度的同时，在高倍镜下观察有无阴道毛滴虫。阴道毛滴虫属鞭毛虫纲，是一种寄生于阴道的致病性厌氧寄生原虫。虫体呈梨形，为白细胞2~3倍，顶端有4根前鞭毛，体外侧前1/2处有荷叶边式的波动膜。

（4）真菌检查：在阴道分泌物涂片上滴加1滴2.5mol/L KOH溶液，混匀后加盖玻片。先用低倍镜观察，如发现有菌丝样物或单个、成群卵圆形、无色透明的孢子，再转至高倍镜确认是否为真菌。

（5）线索细胞：检查清洁度的同时，高倍镜下观察有无线索细胞。线索细胞为

图 线索细胞

阴道鳞状上皮细胞黏附了大量加德纳菌及其他短小杆菌而形成巨大的细胞团，边缘锯齿状，核模糊不清，表面毛糙，有斑点和大量细小颗粒。

（6）胺试验：于阴道分泌物上加1滴2.5mol/L KOH溶液，观察有无鱼腥样气味。

若出现鱼腥样气味为阳性；不出现鱼腥样气味为阴性。

（7）报告方式：阴道清洁度：X级；有无阴道毛滴虫、真菌及线索细胞等。

2.涂片染色法

（1）制片、染色：取阴道分泌物涂片，自然干燥后，进行革兰染色或瑞–吉复合染色。

（2）显微镜检查：低倍镜下观察全片染色情况，再用油镜观察阴道鳞状上皮细胞、中性粒细胞等细胞染色情况、形态变化及数量，并检查有无致病菌。

（3）报告方式：有无特殊细胞和致病菌。

质量要求

1.标本　采集前24小时内禁止性交、阴道灌洗、局部用药及盆浴等。月经期不宜进行阴道分泌物检测，以免影响结果。

2.器材、试剂　所用试管、玻片必须洁净；pH试纸、生理盐水等须在有效期内且无污染；消毒棉拭子必须干燥清洁，不带有任何化学物质或润滑剂，且使用前要检查包装是否密封完好，不得使用破损或劣质棉拭子，以免造成医源性感染事故。

3.取材　根据检查目的不同可自不同部位取材，一般采用干棉拭子采集阴道或阴道后穹隆、子宫颈口等部位分泌物。

4.送检　阴道清洁度检查时，标本必须新鲜，防止污染。阴道毛滴虫最适pH为5.5~6.0，适宜温度为25~42℃，离体短时间内活动力强，易于观察，但在寒冷天气时，应注意保温。

5.检查方法　可采用生理盐水悬滴法检查滴虫或用低速离心浓集法检查真菌，以提高阳性检出率。

6.生物危害　阴道分泌物标本及已使用棉拭子、pH试纸、玻片等感染性实验废弃物必须按照规定对潜在生物危害物质进行无害化焚烧处理。

实践结果

·参考区间

清洁度Ⅰ~Ⅱ度；无滴虫，不见真菌、线索细胞等。

·实际结果

·结果分析

学习评价

· 自我反思及收获

· 教师评价

拓展与自测

1.简述阴道分泌物显微镜检查的简易流程。

2.阴道分泌物显微镜检查的试验操作注意事项有哪些?

参考文献

［1］段爱君，吴茅，闫立志. 体液细胞学图谱［M］. 湖南：湖南科学技术出版社，2021.

［2］龚道元，胥文春，郑俊松. 临床基础检验学［M］. 北京：人民卫生出版社，2017.

［3］龚道元，张时民，黄道连. 临床基础检验形态学［M］. 北京：人民卫生出版社，2019.

［4］刘成玉，郑文芝. 实验诊断学［M］. 2版. 北京：人民卫生出版社，2017.

［5］尚红，王毓三，申子瑜. 全国临床检验操作规程［M］. 4版. 北京：人民卫生出版社，2015.

［6］王建中，张曼. 实验诊断学［M］. 北京：北京大学医学出版社，2019.

［7］王霄霞，夏薇，龚道元. 临床骨髓细胞检验形态学［M］. 北京：人民卫生出版社，2019.

［8］张纪云，傅琼瑶. 临床检验基础实验指导［M］. 2版. 北京：人民卫生出版社，2015.

［9］张纪云，龚道元. 临床检验基础［M］. 5版. 北京：人民卫生出版社，2020.

［10］张时民. 实用尿液有形成分分析技术［M］. 2版. 北京：人民卫生出版社，2020.